国家卫生健康委员会"十四五"规划教材

全国中等卫生职业教育教材

供中等卫生职业教育各专业用

病理学基础

第 4 版

主　编　林　玲

副主编　曹冬霞　纪　萍

编　者（以姓氏笔画为序）

王　岩（山西省长治卫生学校）

吕红霞（扎兰屯职业学院）

刘巧玲（佛山市南海区卫生职业技术学校）

刘起颖（郑州卫生健康职业学院）

纪　萍（通化市卫生学校）

林　玲（梧州市卫生学校）

林　融（南宁市卫生学校）

陶晓燕（昆明卫生职业学院）

曹冬霞（云南省临沧卫生学校）

樊　欣（梧州市卫生学校）

人民卫生出版社

·北　京·

图书在版编目（CIP）数据

病理学基础 / 林玲主编 . —4 版 . —北京：人民
卫生出版社，2023.2（2024.10重印）

ISBN 978-7-117-34545-3

Ⅰ. ①病⋯　Ⅱ. ①林⋯　Ⅲ. ①病理学 – 中等专业学校
– 教材　Ⅳ. ①R36

中国国家版本馆 CIP 数据核字（2023）第 033022 号

人卫智网	www.ipmph.com	医学教育、学术、考试、健康，购书智慧智能综合服务平台
人卫官网	www.pmph.com	人卫官方资讯发布平台

病理学基础
Binglixue Jichu

第 4 版

主　　编：林　玲
出版发行：人民卫生出版社（中继线 010-59780011）
地　　址：北京市朝阳区潘家园南里 19 号
邮　　编：100021
E - mail：pmph @ pmph.com
购书热线：010-59787592　010-59787584　010-65264830
印　　刷：北京华联印刷有限公司
经　　销：新华书店
开　　本：850 × 1168　1/16　印张：11.5
字　　数：245 千字
版　　次：2002 年 1 月第 1 版　　2023 年 2 月第 4 版
印　　次：2024 年 10 月第 4 次印刷
标准书号：ISBN 978-7-117-34545-3
定　　价：45.00 元

打击盗版举报电话：010-59787491　E-mail：WQ @ pmph.com
质量问题联系电话：010-59787234　E-mail：zhiliang @ pmph.com
数字融合服务电话：4001118166　E-mail：zengzhi @ pmph.com

出版说明

为服务卫生健康事业高质量发展,满足高素质技术技能人才的培养需求,人民卫生出版社在教育部、国家卫生健康委员会的领导和支持下,按照新修订的《中华人民共和国职业教育法》实施要求,紧紧围绕落实立德树人根本任务,启动了全国中等卫生职业教育第四轮规划教材修订工作。

第四轮修订坚持以习近平新时代中国特色社会主义思想为指导,全面落实党的二十大精神进教材和《习近平新时代中国特色社会主义思想进课程教材指南》《"党的领导"相关内容进大中小学课程教材指南》等要求,突出育人宗旨、就业导向,强调德技并修、知行合一,注重中高衔接、立体建设。

第四轮教材按照《儿童青少年学习用品近视防控卫生要求》(GB 40070—2021)进行整体设计,纸张、印制质量以及正文用字、行空等均达到要求,更有利于学生用眼卫生和健康学习。

第四轮修订各教材章节保持基本不变,人民卫生出版社依照最新学术出版规范,对部分科技名词、表格形式、参考文献著录格式等进行了修正,并根据调研意见进行了其他修改完善。

第 3 版前言

为了适应我国中等卫生职业教育发展的需要,按照相关文件精神与要求,人民卫生出版社启动了中等卫生职业教育教材的修订编写工作。教材编写全面落实党的二十大精神进教材要求,遵循"三基"(基本知识、基本理论、基本技能)、"五性"(思想性、科学性、先进性、启发性、适用性)、"三特定"(特定目标、特定对象、特定限制)的编写原则,坚持以就业为导向,注重教材的整体优化,以学生为主体,立体化建设,运用现代信息技术创新教材的呈现形式,起到传授知识、培养能力、提高素质为一体的作用。

病理学基础是中等卫生职业教育各专业的一门重要专业基础课程,主要内容包括病理学和病理生理学两大部分。本次修订的《病理学基础》主要有以下特色:①精心构架教材的编写内容,常见疾病和传染病按人体心血管系统、呼吸系统、消化系统和泌尿系统常见疾病分 4 章共 12 种编写,更利于与临床专业课程接轨和培养学生的临床思维能力;病理生理学部分删减了弥散性血管内凝血和重要器官功能衰竭,整合了水、电解质代谢紊乱和水肿,降低了学习难度,更适合中职学生的学习和岗位工作的需求。②彩色印刷,增加彩色插图,设计了简洁、明了的表格与模式图,使教材内容更清晰、直观。③精心设置了"学习目标""病例分析""前沿知识""本章小结""目标测试"模块,有利于激发学生的学习兴趣和增强学生理论联系实践的能力。④教材建设更加立体化,精心编写教学 PPT、自测题,方便学生进行课堂外的自主学习。

本教材供中等卫生职业教育各专业使用。编写过程中参考了其他相关教材。编写人员教学经验丰富,熟悉教材。在教材编写过程中,全体编者为教材的编写完成付出了辛勤劳动,在此表示衷心的感谢!

由于编者的水平有限,教材难免存在不尽如人意之处,敬请广大师生批评指正并提出宝贵意见或建议。

林 玲

2023 年 9 月

目 录

第一章 | 导 论

01章 数字资源

在病因和机体反应功能的相互作用下可发生疾病，机体患病部位的形态结构、代谢和功能都会发生改变，这是研究和认识疾病的重要依据。病理学基础是一门专业基础课程，其包括病理学和病理生理学两大部分。病理学主要是通过观察和研究患病部位的形态结构改变来阐述疾病，病理生理学主要是通过研究患病机体的代谢和功能改变来阐述疾病，两者联系密切、相辅相成。

第一节 绪 论

 病例分析

患者，女，43岁，到某医院体检中心进行健康体检，体检报告中有一项提示：子宫颈刮片可见异型细胞，建议到妇科检查。患者到医院妇科就诊，医生钳取几小块子宫颈组织，送病理科检查。

请问：1. 子宫颈刮片属于什么检查方法？

2. 妇科医生采取的是什么检查方法？

一、病理学的概念和内容

病理学是研究人体疾病发生的原因、发生机制、发展规律以及疾病过程中机体的形态结构、功能代谢变化和病变转归的一门医学基础学科。病理学的任务就是运用各种方法研究疾病的病因学、发病学、病理变化、疾病的转归和结局等，阐明疾病的本质，为疾病的诊断、治疗和预防奠定科学的理论基础。

本书第二～第五章属病理学总论内容，包括细胞和组织的适应及损伤与修复、局部血液循环障碍、炎症和肿瘤，主要研究不同疾病发生、发展的基本共同规律。第六～第九章属病理学各论内容，涵盖了心血管系统、呼吸系统、消化系统和泌尿系统的 12 种常见疾病，主要研究各个器官或系统疾病的特殊规律。第十～第十三章属病理生理学内容，阐述了水及电解质代谢紊乱、发热、缺氧和休克相关内容，主要研究不同疾病时机体的代谢和功能改变机制和规律。病理学总论与各论之间有着密切的内在联系，学好总论是学习各论的必要基础，学习各论也必须联系运用总论知识，同时加深对总论的理解，学习时两者并重。

二、病理学在医学中的地位

（一）医学学科中的地位

病理学是一门医学基础学科，同时也是基础医学和临床医学之间的桥梁学科。学习病理学之前，首先应学好基础医学中的解剖学、组织胚胎学、生理学、生物化学、寄生虫与微生物学、免疫学等学科。而学好病理学也为学习内科学、外科学、妇产科学、儿科学等奠定基础。因此，在学习医学的过程中，病理学起到了一个承上启下或桥梁的作用。

（二）医学诊断中的地位

病理诊断是通过肉眼观察器官的大体改变、镜下观察组织结构和细胞病变特征而作出的疾病诊断，因此它比临床上的分析性诊断和各种影像学诊断更具客观性和准确性。尽管现代分子生物学的诊断方法已逐步应用于医学诊断，但到目前为止，病理诊断仍被视为带有宣判性质的、权威性的诊断，尤其是对于肿瘤的诊断，被称为肿瘤诊断的"金标准"。病理诊断常常可以解决临床医生不能作出确切诊断和判断死亡原因等问题，国外将病理医生称为"医生的医生"。

（三）医学科学研究中的地位

现代病理学吸收了当今分子生物学的最新研究方法和取得的最新成果，不仅使病理学的研究更深入一步，同时也使病理学的研究方法渗透到各基础学科、临床医学、预防医学和药学等方面。病理学的鉴定可应用于一些新病种的发现和预防以及敏感药物的筛选、新药物的研制等。因此，病理学在医学科学研究中也占有重要的地位。

分 子 诊 断

应用分子生物学方法检测患者体内遗传物质的结构或表达水平的变化而作出诊断的技术,称为分子诊断。分子诊断是预测诊断的主要方法,既可以进行个体遗传病的诊断,也可以进行产前诊断。分子诊断的材料包括 DNA、RNA 和蛋白质,病理科医生选择有代表性的组织提取 DNA 或 RNA 进行分子学分析,常规技术包括聚合酶链式反应(PCR)、DNA 测序等。其中 PCR 灵敏度高、特异性强、诊断窗口期短,可进行定性、定量检测,可广泛用于肝炎、性病、肺感染性疾病、优生优育、遗传病基因、肿瘤等,为早期诊断、早期治疗提供了有效的帮助。

三、病理学的研究方法

随着医学科学的发展,病理学的研究方法越来越多、越来越精确。通过采用人体病理材料、实验病理材料和实验动物等进行病理学研究,进一步明确疾病的发生、发展,为临床上确诊疾病提供有力的依据。

(一) 病理学诊断和研究方法

1. 尸检 是指对死者的遗体进行病理解剖检查,是病理学的基本研究方法之一。尸检可以直接观察疾病的病理改变,主要作用有:①查明死亡原因,明确疾病的诊断。②帮助临床总结诊疗的经验和教训,提高临床工作的质量。③及时发现和确诊某些新的疾病、传染病等,有利于准确作出疾病的防治措施。④帮助解决医疗事故纠纷。

2. 活体组织检查 简称活检,是指用局部切除、钳取、穿刺针吸以及搔刮、摘除等手术方法,从患者活体采取病变组织进行病理检查,以确定诊断。活检是目前临床病理学诊断和研究最常用的方法,是诊断疾病最可靠的方法,尤其是对于肿瘤良、恶性的鉴别具有至关重要的意义。活检能基本保持病变的真相,主要作用有:①确定病变性质,了解病变范围,有助于临床及时确诊疾病、制订合理治疗方案和作出预后判断。②手术过程中做冷冻切片可快速诊断,及时协助医生选择最佳的手术治疗方案。③疾病治疗过程中适时进行活检,有利于医生动态了解病变的发展和判断疗效。

3. 细胞学检查 是指通过采集病变部位的细胞,制作刮片、涂片、刷片、印片等染色后进行病理诊断。可运用采集器采集病变部位(如食管、女性生殖道)脱落的细胞、或用空针穿刺吸取病变部位(如肝、肾、淋巴结)的组织细胞、或由体腔积液(如胸腔积液、腹水)中分离所含病变细胞,制成细胞学涂片,作显微镜检查,了解其病变特征。此法操作简单、方便,患者痛苦小,可广泛用于疾病的普查,特别是肿瘤普查和高危患者的筛查,也常用于某些肿瘤(如子宫颈癌)和其他疾病的早期诊断。但限于取材的局限性和准确性,诊断有一定的局限性。

4. 组织培养与细胞培养 将某种组织或单细胞用适宜的培养基在体外加以培养,以观察细胞、组织病变的发生、发展,也可以对其施加外来因子,以观察各种因子对细胞、组织的影响。如肿瘤的生长、细胞的癌变、病毒的复制、染色体的变异等。

5. 动物实验 即运用动物实验的方法进行病理学研究,是指在适宜动物身上复制某些人类疾病的模型,研究者可以根据需要,对之进行观察研究。利用动物实验可以研究某些疾病的病因、发病机制以及药物或其他因素对疾病的疗效和影响等,但不能将动物实验的结果直接套用于人体,这是必须注意的。

(二)病理学观察方法

病理学观察方法主要有大体观察和镜下观察两种。大体观察主要运用肉眼或辅之以放大镜、量尺等工具,对检查材料及其病变性状进行细致的观察和检测,如大小、形态、色泽、表面及切面状态、病灶特征及质地等。镜下观察是将病变组织制成厚约数微米的切片,染色后用显微镜观察其细微的病变,也称组织学观察,是最常用的观察、研究疾病的手段之一。临床上常可借助组织学观察来诊断疾病,如上述的活检。

第二节 疾 病 概 论

一、疾病的相关概念

(一)健康

健康是指机体在躯体、精神和社会适应上的完好状态。躯体上的完好状态指躯体结构、功能和代谢的正常。精神上的完好状态指人的情绪、心理、学习、记忆及思维等处于正常状态。社会适应上的完好状态指人的行为符合社会道德规范,能保持良好的人际关系,能在社会中承担合适的角色。这个定义也隐含了医学模式从单纯的"生物医学模式"向"生物-心理-社会医学模式"的转变。

(二)疾病

疾病是指在一定病因作用下,机体自稳调节紊乱而导致的异常生命活动过程。疾病过程中,机体的组织细胞形态结构、功能和代谢发生病理改变,临床上出现一系列的症状和体征。社会行为异常,可出现劳动、人际交往等社会活动能力的减弱或丧失。疾病发生时,机体在躯体、精神及社会适应上的完好状态被破坏,进入内环境自稳态失衡、与环境或社会不相适应的状态。

(三)亚健康

亚健康是指机体介于健康与疾病之间的状态,包括躯体性、心理性、人际交往性亚健康状态。在人群中,亚健康发生率很高。据世界卫生组织(WHO)统计,人群中真正健康的人只占约 5%，患病的人占约 20%，处于亚健康的人占 75%。

二、疾病的原因

引起疾病发生的原因也称病因。任何疾病的发生都是有原因的，病因是引起疾病必不可少的、决定疾病特异性的因素。导致疾病发生的原因很多，一般可分为以下七大类：

（一）生物因素

生物因素是最常见的病因，主要指病原微生物（细菌、病毒、真菌、衣原体、支原体、立克次体等）和寄生虫。生物因素引起各种感染性疾病（如肺炎、病毒性肝炎），其致病性主要取决于病原体侵入的数量、毒力及侵袭力，也与机体的防御及抵抗力的强弱有关。

（二）理化因素

理化因素包括物理性和化学性因素，主要有温度、机械力、压力、电流、电离辐射、强酸、强碱及毒物等。其致病性取决于理化因素自身的作用强度、作用部位及其持续时间。

（三）营养因素

营养因素指人体各类必需物质和营养素的缺乏或过多。机体的正常生命活动必须依靠水、各种营养素、各种矿物质、微量元素、膳食纤维等物质来维持，这些物质的缺乏或过多都会导致疾病。

（四）遗传因素

遗传因素包括遗传物质的改变和遗传易感性。前者是指染色体畸变或基因突变等遗传物质缺陷而致病，如血友病、唐氏综合征、色盲等。后者决定了个体的患病风险，是指个体由于遗传因素获得易患某种疾病的倾向，如高血压病、糖尿病、精神分裂症等。

（五）先天因素

先天因素是指在妊娠期能损害胚胎和胎儿发育的有害因素，可导致各种畸形和发育缺陷，如唇裂、腭裂、无脑儿等。大多数先天因素是获得性的，如妊娠期风疹病毒的感染、致畸药物的使用等。

（六）免疫因素

机体免疫反应过强、免疫缺陷或自身免疫反应等免疫因素均可导致组织细胞损伤和功能障碍而致病。免疫反应过强如对青霉素过敏性休克等，免疫缺陷病如艾滋病等，自身免疫性疾病如系统性红斑狼疮、风湿病等。

（七）心理社会因素

心理社会因素是指长期的精神过度紧张、不良人际关系、恐惧、焦虑及悲愤等不良情绪反应。这些因素不仅可引起精神障碍性疾病（如抑郁症），还可导致机体形态结构改变、功能和代谢紊乱，从而引起疾病，如高血压、冠心病、消化性溃疡的发生都与心理因素密切相关。

三、疾病的共同规律

（一）稳态的失衡与调节

生理状态下,机体通过神经、体液的调节,各系统器官、组织、细胞之间的活动互相协调,机体与自然、社会环境也相适应,这种状态称为稳态。疾病发生时,稳态调节发生紊乱、失衡,机体通过反馈调节在病理状态下建立新的平衡。新平衡影响疾病的发生、发展,同时也形成了各种疾病不同的病理特点。

（二）损伤与抗损伤

损伤与抗损伤这一对矛盾的存在也是疾病发生、发展的共同规律,它贯穿疾病始终。对各种损伤作出抗损伤反应是生物机体的重要特征,也是生物机体维持生存的必要条件。当各种致病因素作用引起机体损伤时,机体会调动各种防御、代偿来对抗损伤,发生抗损伤反应。其双方力量的斗争及变化决定了疾病的发展方向和预后:当损伤占优势时,疾病会进一步恶化,甚至导致死亡。当抗损伤占优势时,疾病将逐渐好转,趋向痊愈。

（三）因果交替

因果交替是指疾病发生和发展过程中,原因与结果不断转化,推动疾病不断发展,形成恶性循环。始发病因作用于机体产生某种结果,这种结果又可作为新的病因导致另一种结果。例如外伤导致大出血时,机体有效循环血量减少,心输出量减少引起回心血量下降,而回心血量下降致使心输出量进一步减少,引起更加严重的结果,导致恶性循环的形成。临床医生应及时采取措施,打破这种恶性循环,促使病情朝着有利于机体康复的方向发展。

（四）局部与整体

机体是一个相互联系的整体,疾病发生时往往同时或先后出现局部表现和全身反应,两者相互影响、相互制约。局部病变常可引起全身反应,如肺结核除咳嗽、咯血等局部表现外,还可导致发热、盗汗、消瘦、乏力等全身反应。全身性疾病也可引起局部表现,如糖尿病患者可出现局部疖肿。临床医生必须认清局部与整体的关系,善于发现疾病复杂表现之间的因果联系,才能抓住重点,采取正确有效的诊疗措施。

四、疾病的经过和转归

（一）疾病的经过

疾病在发生、发展过程中经历不同的阶段,典型的疾病经过分为四个时期:

1. 潜伏期　指从病因作用于机体到机体出现最初症状之前的阶段。疾病的潜伏期长短不一,有些疾病也可无潜伏期。传染病的潜伏期比较明显,正确认识传染病的潜伏期对传染病的早期隔离、预防和治疗有重要意义。

2. 前驱期　指从出现最初症状到典型症状出现之前的阶段。此期主要出现一些非特异性的症状,如发热、乏力、食欲减退、头痛等。及时发现前驱期有利于疾病的早期诊断和治疗。

3. 症状明显期　指出现该疾病典型的特征性临床表现的阶段。此期典型且具特征性的临床表现往往是确诊疾病的重要依据。

4. 转归期　指疾病最终的结局,是疾病最后的阶段。

(二)疾病的转归

疾病的转归是指疾病发生、发展过程中的发展趋势和最终的结局。疾病的转归主要取决于疾病过程中损伤和抗损伤双方力量的斗争及变化,主要有两种形式:

1. 康复　康复分为完全康复和不完全康复。完全康复也称痊愈,指疾病所致的损伤完全消失,机体的功能、代谢及形态结构完全恢复正常。不完全康复是指疾病所致的损伤已得到控制,主要临床表现消失,机体通过代偿机制维持相对正常的生命活动,但机体的功能、代谢及形态结构未完全恢复正常,有些可留有后遗症,如烧伤后留下的瘢痕、关节活动受限等。

2. 死亡　死亡是机体生命活动的终止。临床上传统判断死亡的标志是心搏、呼吸永久性停止,传统观念上死亡是一个过程,分为濒死期、临床死亡期及生物学死亡期。

本章小结

　　病理学基础是一门专业基础课程,包括病理学和病理生理学两大部分。病理学主要是通过观察和研究患病部位的形态结构改变来阐述疾病,病理生理学主要是通过研究患病机体的代谢和功能改变来阐述疾病。

　　病理学诊断和研究方法主要有尸检、活体组织检查、细胞学检查、组织培养与细胞培养和动物实验。

　　疾病是指在一定病因作用下,机体自稳调节紊乱而导致的异常生命活动过程。疾病的原因主要有生物因素、理化因素、营养因素、遗传因素、先天因素、免疫因素和心理社会因素七大类。

　　疾病在发生发展中经历潜伏期、前驱期、症状明显期和转归期。疾病的转归有康复和死亡两种形式。

(林　玲)

 目标测试

一、名词解释

病理学　健康　疾病

二、填空题

1. 病理学诊断和研究方法有_____、_____、_____、_____、_____等。

2. 典型的疾病经过分为_____、_____、_____、_____四个时期。

3. 康复分为_____和_____。

三、思考题

疾病的原因有哪几大类?

第二章 ｜ 细胞和组织的适应、损伤与修复

02章 数字资源

正常细胞和组织在内外环境变化的刺激作用下，通过自身的反应和调整机制，保证细胞和组织的正常功能。当细胞和组织受到过度的生理刺激或轻度持续的病理刺激，则会出现形态、功能和代谢方面的适应性改变，以维持正常的生命活动。当这些刺激因子的数量、强度和持续时间过长，超出了细胞和组织的承受限度时，可产生损伤性的病理改变。细胞和组织的损伤可分为可逆性和不可逆性两大类。机体具有较强的抗损伤功能，当细胞和组织由于损伤而造成缺损时，机体具有修补和恢复其结构和功能的能力。

第一节 适 应

 病例分析

患者，男，47岁，上腹饱胀不适7年，偶有上腹部轻微疼痛。胃镜见胃窦部黏膜皱襞消失，灰白色（正常为橘红色），黏膜下血管清晰可见，周围正常黏膜隆起（代偿性肥大、增生）；取黏膜组织做病理检查发现腺体减少，并有肠上皮化生。病理诊断：慢性萎缩性胃炎。

请问:1. 本病例包括哪些适应性变化?
　　　2. 试解释这些适应性变化。

适应是机体的细胞、组织或器官对于内外环境的各种刺激所作的非损伤性的反应。适应在形态学上表现为萎缩、肥大、增生和化生。

一、萎　缩

萎缩是指发育正常的实质细胞、组织或器官的体积缩小。组织和器官发生萎缩时,除细胞体积缩小外常伴有实质细胞的数目减少。组织、器官发育不全或未发育不属于萎缩的范畴。

(一) 原因和分类

根据原因不同,可将萎缩分为生理性萎缩和病理性萎缩两类。

1. 生理性萎缩　伴随机体的发育、成熟、老化,一些组织器官会萎缩退化。如青春期后胸腺萎缩,更年期子宫和卵巢的萎缩以及老年人脑、心、肝等器官的萎缩,即老年性萎缩,也属于生理性萎缩。

2. 病理性萎缩　按其发生原因不同分为以下五种:

(1) 营养不良性萎缩:全身营养不良性萎缩常见于恶性肿瘤晚期、慢性消耗性疾病(如严重肺结核、糖尿病)、消化道梗阻、长期饥饿等。全身性萎缩最先萎缩的是脂肪,其次是肌肉、肝、肾、脾等,脑和心脏的萎缩发生最晚。局部营养不良性萎缩常因局部慢性缺血引起(如脑动脉粥样硬化血管腔变窄引起的脑萎缩)。

(2) 压迫性萎缩:组织与器官长期受压,代谢减慢而发生的萎缩,如尿路梗阻时肾盂积水压迫肾实质引起的肾萎缩(图 2-1),脑积水压迫脑实质引起的脑萎缩。

(3) 失用性萎缩:运动器官长期不活动而导致的萎缩。如骨折后,久病卧床引起的下

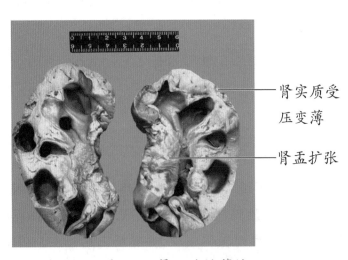

肾实质受压变薄

肾盂扩张

图 2-1　肾压迫性萎缩

肢肌肉萎缩。

(4) 去神经性萎缩:见于脑和脊髓或神经损伤引起的肌肉萎缩,如脊髓灰质炎患者下肢的肌肉萎缩。

(5) 内分泌性萎缩:由于内分泌腺功能下降引起靶器官细胞萎缩,如垂体功能低下引起的肾上腺、甲状腺、性腺的萎缩。

（二）病理变化

肉眼观察:萎缩的细胞、组织、器官体积变小,重量减轻,质地变硬,颜色变深,包膜皱缩。镜下观察:萎缩器官的实质细胞体积缩小,数目减少,在实质细胞减少的同时,间质成纤维细胞和脂肪细胞往往出现不同程度的增生。脑萎缩时,可见脑回变窄,脑沟增宽(图2-2)。

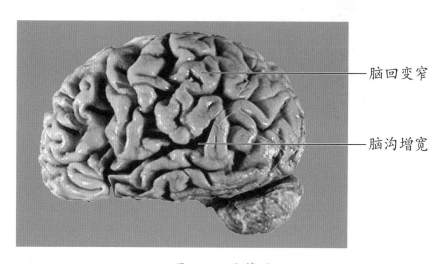

脑回变窄

脑沟增宽

图 2-2　脑萎缩

（三）影响和结局

萎缩的细胞、组织、器官功能下降,如脑萎缩,思维能力和记忆力减退。萎缩是一种可逆性变化,原因消除后萎缩的器官、组织和细胞便可逐渐恢复原状,若原因持续存在,萎缩的细胞最后可消失。

二、肥　　大

细胞、组织或器官体积增大称为肥大。组织、器官肥大时,除了实质细胞体积增大外,有时可伴有细胞数目的增多。

（一）类型

肥大可分为生理性肥大与病理性肥大两种。

1. 生理性肥大　生理状态下发生的肥大。如妊娠期子宫,哺乳期乳腺的肥大以及运动员肌肉的肥大均属于生理性肥大。

2. 病理性肥大 分为下面几种类型：

(1) 代偿性肥大：由于相应器官的功能负荷加重所致，如高血压时，由于长时间外周循环阻力增大，心脏负荷加重，心肌发生肥大（图2-3）。一侧肾脏摘除后，另一侧肾脏发生代偿性肥大。

(2) 内分泌性肥大：由于内分泌激素增多而使靶细胞肥大，如肝硬化患者的乳腺肥大，垂体病变引起的肢端肥大。

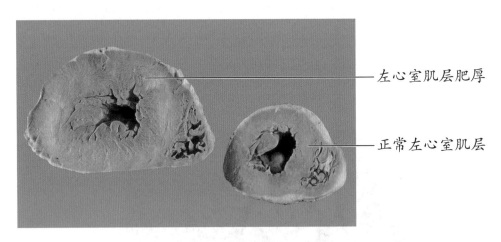

图2-3 左心室心肌肥大

（二）影响和结局

肥大的组织、器官的实质细胞内 DNA 含量和细胞器增多，蛋白质合成增多，细胞功能增强（代偿），但肥大的器官功能代偿是有一定限度的，超过限度将导致器官功能失代偿。

三、增　生

组织、器官内实质细胞数量增多称为增生，常伴有组织、器官的体积增大。增生多发于再生能力强的组织，如肝、肾、上皮组织等。

（一）类型

1. 生理性增生 适应生理性需要所发生的增生，如女性青春期和哺乳期的乳腺上皮增生、育龄期女性子宫内膜增生。

2. 病理性增生

(1) 代偿性增生：如部分肝脏切除后残存的肝细胞的增生。

(2) 再生性增生：组织损伤后由周围健康细胞增生完成修复，如手术后创口处上皮组织和肉芽组织的增生。

(3) 内分泌增生：内分泌功能紊乱引起的增生，如青春期和更年期妇女雌激素分泌过多所致的子宫内膜增生（功能性子宫出血），雄激素过高时老年男性前列腺增生。

（二）影响和结局

增生时实质细胞数目增多,常伴有组织、器官的功能增强,增生的原因去除后,一般是可恢复的。在创伤愈合的过程中,过度的纤维增生可形成瘢痕疙瘩。某些长期不愈的慢性增生可转变为不典型性增生并由此而演变为肿瘤性增生。

四、化　生

一种分化成熟组织或细胞被另一种分化成熟组织或细胞取代的过程称为化生。化生不是组织的直接转化而是具有多分化潜能的细胞向另一方向转化,只能在同源细胞间进行。化生只见于再生能力较强的组织。化生虽然是一种适应反应,但可能对机体造成不利的影响,甚至可能会发生癌变。

（一）类型

1. 鳞状上皮化生　最为常见,多发生于气管和支气管黏膜、宫颈黏膜。呼吸道上皮由于慢性炎症刺激,原来的纤毛柱状上皮可转化为鳞状上皮。子宫颈发生慢性炎症时,宫颈黏膜上皮可被鳞状上皮取代,称为子宫颈鳞状上皮化生(图 2-4)。

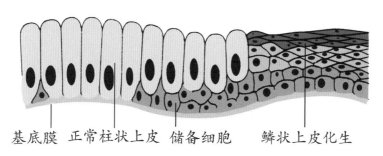

基底膜　正常柱状上皮　储备细胞　鳞状上皮化生

图 2-4　柱状上皮的鳞状上皮化生模式图

2. 肠上皮化生　较常见,发生于慢性萎缩性胃炎、胃溃疡及胃黏膜糜烂后黏膜再生时,部分胃腺上皮细胞转变为肠型上皮细胞。

3. 间叶组织化生　主要见于骨、软骨或脂肪组织。如骨化性肌炎时,由于外伤引起肢体近段皮下及肌肉内纤维组织增生,并发生骨化生。这是由于新生的结缔组织细胞转化为骨母细胞的结果。

（二）影响和结局

化生是机体对慢性不良刺激的一种适应性反应,具有一定的保护作用。但它丧失了原组织的功能,对机体造成不利的影响,甚至可能发生癌变。如支气管鳞状上皮化生,上皮的增厚起到机械性的保护,但由于缺乏分泌黏液的能力,丧失了纤毛的自净功能,对异物和细菌的清除作用减弱,容易发生感染。慢性萎缩性胃炎发生肠上皮化生时容易发生癌变。

第二节 损 伤

患者,男,68 岁,10 年前被诊断为冠心病。近 1 年患者病情加重,经常出现心前区压榨样疼痛,2 天前突然发病,入院治疗,抢救无效死亡。

尸检可见心脏冠状动脉有不同程度的硬化,管壁可见黄白色斑块,管腔狭窄,左心室前壁及心尖部内膜下心肌呈灰黄色,形状不规则,失去正常光泽。镜检:心肌细胞胞浆均质、红染,细胞核消失。肝脏:体积增大,淡黄色。镜下肝细胞内可见大小不等的空泡。

请问:1. 根据病史及尸检资料,死者存在哪些细胞组织的损伤?

2. 患者死亡的原因是哪种损伤?

损伤是指细胞和组织遭到不能耐受的有害因子刺激后,细胞及间质发生异常变化。凡能引起疾病的原因大致也是引起损伤的原因。轻度的损伤,原因消除后,可恢复正常,称为可逆行损伤(变性),严重的损伤(如坏死)是不可恢复的,称为不可逆行损伤。

一、变 性

变性是指由于物质代谢障碍,细胞或细胞间质内出现异常物质或正常物质数量显著增多的一类形态改变。变性的种类很多,常见的有以下几类:

(一)细胞水肿

细胞水肿是指细胞内水、钠增加,引起细胞肿胀和功能下降,又称水变性。

1. 原因和部位　感染、中毒、缺氧、高热等损伤线粒体,腺苷三磷酸(ATP)生成减少,细胞能量供应不足,细胞膜上的 Na^+-K^+ 泵失灵,从而引起细胞内水、钠增多。细胞水肿大多见于肝、肾、心等线粒体丰富的实质性器官。

2. 病理变化　肉眼可见病变器官肿胀,包膜紧张,切面隆起,边缘外翻,色泽苍白而无光泽,似开水烫过。镜下见细胞体积增大,胞质内出现许多细小红染的颗粒。水样变性是细胞肿胀进一步加重的结果,由于细胞质内水分增加,出现透明的空泡,又称空泡变性。病毒性肝炎时,肝细胞可肿大至正常的 2~3 倍,胞质疏松透明,呈空网状,由于细胞肿大形如气球,又称气球样变(图 2-5)。

3. 影响和结局　细胞水肿是一种可复性的损伤,但是严重的细胞水肿也可发展为细胞死亡。

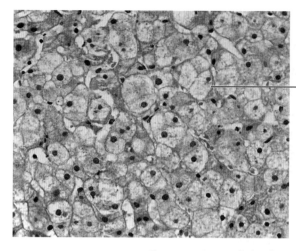

肝细胞质疏松淡染,部分肝细胞肿胀如气球

图 2-5　肝细胞水肿

(二)脂肪变性

脂肪变性是指实质细胞内出现异常的脂滴。

1. 原因和部位　脂肪变性的发生是由于各种病因(感染、长期贫血、中毒、酗酒、缺氧、肥胖等)使脂肪在细胞内转化、利用和运输过程中发生障碍所致。肝细胞脂肪变性的发生机制是:①脂蛋白合成障碍,不能将甘油三酯合成脂蛋白运送出肝脏。②甘油三酯合成过多,如饥饿状态及糖尿病患者,人体脂肪库动员可引起脂肪入肝增多,当超出肝细胞利用和合成脂蛋白的能力时,即导致脂质蓄积于肝细胞内。③脂肪酸增多或脂肪酸氧化障碍,如高脂饮食导致游离脂肪酸进入肝脏增多,感染、中毒、缺氧等原因使线粒体功能受损,脂肪酸氧化障碍,导致肝细胞内脂肪增多。脂肪变性常见于肝、心、肾等器官。

2. 病理变化　肉眼观察:脂肪变性的器官体积增大,包膜紧张,边缘变钝,质软,色淡黄,有油腻感。镜下观察:脂肪变性的细胞质内有大小不等的脂滴,细胞核可被脂滴挤压而偏于一侧。在石蜡切片中脂滴被中性溶剂溶解而呈空泡(图 2-6)。在冷冻切片中可以保存脂肪,用苏丹Ⅲ可将脂滴染成橘红色,用锇酸可染成黑色。当肝脏发生严重而且弥漫的脂肪变性时,称之为脂肪肝。

3. 影响和结局　轻度的肝脂肪变性是可恢复的,原因消除后可恢复正常。如持续发展,肝细胞可发生坏死,并刺激纤维组织增生,可导致肝硬化。

(三)玻璃样变性

玻璃样变性,又称透明变性,是指在细胞或细胞间质中出现均质、半透明的玻璃样物质,在苏木精-伊红染色(又称 HE 染色)切片中呈均质性红染。常见的玻璃样变性有以下三种类型:

1. 血管壁的玻璃样变性　多发生于高血压时的肾、脑、脾及视网膜的细小动脉。其发生是由于全身细小动脉持续痉挛,导致血管内膜缺血受损,通透性增高,血浆蛋白渗入内膜下,在内皮下凝固,呈均匀红染无结构的物质,使细小动脉管壁增厚、变硬,管腔狭窄,甚至闭塞,血流阻力增加,血压升高(图 2-7)。

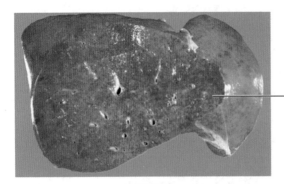

肉眼观

肝体积增大,颜色淡黄

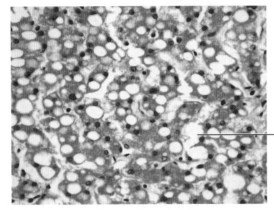

肝细胞质内见大小不等的空泡

镜下观

图 2-6　肝脂肪变性

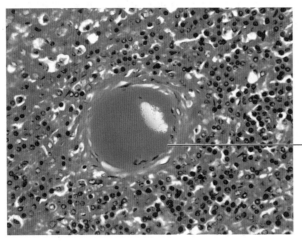

脾中央动脉管
壁增厚,见红染、
均质的玻璃样变
物质

图 2-7　脾中央动脉玻璃样变性

2. 结缔组织的玻璃样变性　常见于纤维瘢痕组织、纤维化的肾小球以及动脉粥样硬化的纤维瘢块等,肉眼观察:灰白、半透明状,质地坚韧,缺乏弹性。光镜观察:纤维细胞明显变少,陈旧的胶原纤维增粗并互相融合成为均质无结构红染的梁状、带状或片状半透明物质。

3. 细胞内玻璃样变性　常见于肾小球肾炎或其他疾病伴明显蛋白尿时,大量血浆蛋白经肾小球毛细血管漏出,经肾小管上皮细胞吞饮并在胞浆内融合形成大小不等、均质、红染的玻璃样小滴。

（四）黏液样变性

黏液样变性指间质内有黏多糖和蛋白质的蓄积。常见于间叶组织肿瘤、风湿病、动脉粥样硬化及甲状腺功能低下。光镜下见间质疏松,有多个凸起的星芒状纤维细胞散在于灰蓝色黏液基质中。

二、细胞死亡

细胞死亡有坏死和凋亡两种形式。前者是细胞因遭受严重损伤而累及细胞核时呈现代谢停止,结构破坏和功能丧失等不可逆性变化。凋亡是受基因调控的细胞的自我消亡,可见于生理或病理过程中。

（一）坏死

活体内局部组织、细胞的死亡称为坏死。坏死组织细胞的代谢停止,功能丧失,并出现一系列形态上的变化。

1. 原因　坏死可由变性逐渐发展而来,也可因致病因素特别强烈直接导致坏死的发生。坏死的原因很多,凡是能引起损伤的因子(缺氧、物理因子、化学因子、生物因子和免疫反应等)都可导致坏死。

2. 病理变化　临床上把失去生活能力的组织称为失活组织。

（1）肉眼观察:失活组织颜色苍白无光泽,失去弹性,温度较低,血管无搏动,切割无新鲜血液流出,失去正常感觉及运动功能。

（2）镜下观察:细胞死亡若干小时后,自溶性改变相当明显时,光镜下可见一些变化。

1）细胞核的变化:是细胞坏死的主要形态学标志。表现为:①核固缩,核脱水使染色质浓缩,染色变深,核体积缩小。②核碎裂,核膜破裂,核染色质崩解为小碎片分散在胞浆内。③核溶解,核 DNA 和核蛋白被 DNA 酶及蛋白酶分解,核失去对碱性染料的亲和力,染色变淡,结构模糊,只能见到核的轮廓,甚至核的轮廓完全消失(图 2-8)。

2）细胞质的变化:坏死细胞因变性蛋白增多,胞质嗜酸性染色增强,同时微细结构的破坏呈红染细颗粒状,进而细胞膜破裂,细胞完全溶解消失。

3）间质的变化:在各种溶解酶的作用下,间质中的基质崩解,胶原纤维肿胀、崩解、断裂或液化。坏死的细胞和崩解的间质融合成一片模糊的颗粒状、无结构的红染物质。

3. 类型　由于坏死的原因和坏死组织本身特性的不同,坏死呈现不同的形态学变化。

（1）凝固性坏死:坏死组织因失水、蛋白质凝固,而变为灰白色或灰黄色、干燥结实的凝固体(故称为凝固性坏死),坏死灶与健康组织分界明显(图 2-9),常见于心、肾、脾等器官。光镜下可见组织结构的轮廓。如肾的贫血性梗死早期,肾小球及肾小管的细胞已呈坏死改变,但肾小球、肾小管的轮廓仍可辨认。

干酪样坏死是凝固性坏死的特殊类型,主要见于由结核杆菌引起的坏死,由于组织分解较彻底,加上含有较多的脂质(主要来自结核杆菌及中性粒细胞),因而坏死组织略带黄色,质地松软,状似奶酪,故称干酪样坏死(图 2-10)。

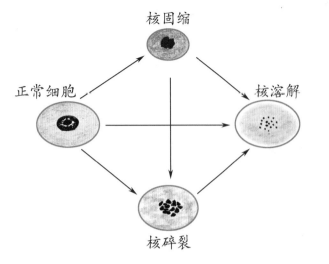

核固缩

正常细胞 → 核溶解

核碎裂

图 2-8 坏死时细胞核的变化

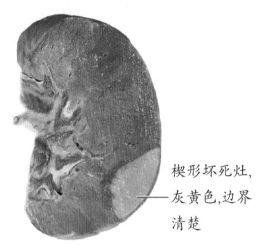

楔形坏死灶,灰黄色,边界清楚

图 2-9 肾凝固性坏死

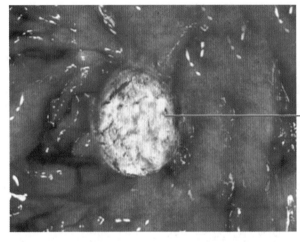

坏死组织微黄,柔软细腻,状如干酪

图 2-10 干酪样坏死

(2) 液化性坏死:组织坏死后分解液化,并形成坏死腔称为液化性坏死,常发生在含蛋白少、脂质多(如脑)或产生蛋白酶多(如胰腺)的组织。发生在脑组织的液化性坏死又称为脑软化。化脓性炎症渗出的中性粒细胞能产生大量蛋白水解酶,将坏死组织溶解而发生液化性坏死(图 2-11)。

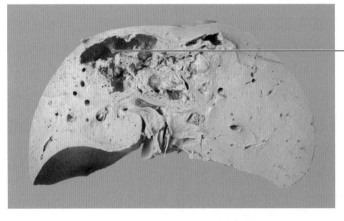

液化性坏死形成脓肿腔

图 2-11 肝脓肿

切口脂肪液化

切口脂肪液化(脂肪坏死)是腹部手术后很容易发生的一种并发症。近年来,随着人们生活水平的日益提高,肥胖人群的比例逐渐增加,人口老龄化,再加上高频电刀的广泛应用,切口脂肪液化的发生有增多的趋势。切口液化可导致切口裂开,它属于无菌性炎症,容易继发感染,经久不愈,加重患者的经济负担,给患者带来身体和精神上的痛苦,影响患者康复。

(3) 坏疽:是指大块组织坏死并继发腐败菌的感染。腐败菌分解坏死组织产生硫化氢,与血红蛋白中的铁离子结合,形成硫化铁,使组织变为黑色或暗绿色。坏疽分为以下三种类型:

1) 干性坏疽:大多见于四肢末端,可见于动脉粥样硬化、血栓闭塞性脉管炎和冻伤等疾患时。此时动脉受阻而静脉回流通畅,坏死组织的水分少,再加上体表水分易于蒸发,故坏死区干燥皱缩,呈黑褐色,与周围健康组织分界清楚(图 2-12)。由于坏死组织比较干燥,不利于细菌生长,病变进展缓慢,全身中毒症状较轻。

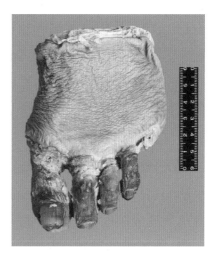

图 2-12　足干性坏疽

2) 湿性坏疽:多发生于与外界相通的内脏(肠、子宫、肺、阑尾、胆囊等)或有淤血水肿的肢体,由于动静脉同时堵塞,故坏死灶含水分较多,腐败菌易于繁殖,病变进展快。局部明显肿胀,呈暗绿色或污黑色,有恶臭,与健康组织分界不清,组织坏死腐败所产生的毒性产物及细菌毒素被吸收后,引起全身中毒症状,甚至发生中毒性休克而死亡。

3) 气性坏疽:主要见于深达肌肉的开放性创伤,合并产气荚膜梭菌等厌氧菌的感染。细菌分解坏死组织时产生大量气体,病变部位肿胀呈蜂窝状,按之有捻发音,棕黑色,有恶臭。病变发展迅速,全身中毒症状重,短期内即可危及生命,需紧急处理。

三类坏疽的比较见表 2-1。

表 2-1　三类坏疽的比较

	干性坏疽	湿性坏疽	气性坏疽
部位	四肢末端	与外界相通的脏器	深部组织开放性创伤
原因	动脉堵塞,静脉通畅	动脉堵塞,静脉回流受阻	合并厌氧菌感染

	干性坏疽	湿性坏疽	气性坏疽
病变特点	黑、硬,与正常组织有明显分界线	暗绿色或污黑色、湿肿,与正常组织分界不清	棕黑色、肿胀呈蜂窝状,恶臭,与周围组织分界不清
后果	感染轻,发展慢,全身中毒轻	感染重,发展快,全身中毒严重	发展迅速,机体中毒严重,可迅速死亡
举例	肢体冻伤	肠坏疽、坏疽性阑尾炎	受污染深达肌肉的开放性创伤

(4) 纤维素样坏死:是发生在结缔组织或小血管壁的坏死。光镜下,病变部位的胶原纤维肿胀、断裂、崩解为强嗜酸性的颗粒状、小条或小块状无结构物质,似纤维素,故称纤维素样坏死。常见于急性风湿病、新月体性肾小球肾炎等变态反应性疾病,也可见于恶性高血压、胃溃疡底部的血管壁。

4. 结局 组织坏死后在机体内成为异物,机体可通过以下方式将其清除,并进行再生修复:

(1) 溶解吸收:较小的坏死灶可由来自坏死组织本身和中性粒细胞释放的蛋白水解酶将坏死物质分解、液化,然后由淋巴管或血管吸收,不能吸收的碎片则由巨噬细胞吞噬后消化,留下的组织缺损,由细胞再生或肉芽组织修复。

(2) 分离排出:较大坏死灶不能完全吸收,其周围发生炎症反应,中性粒细胞释放各种水解酶将坏死边缘组织溶解吸收,使坏死灶与健康组织分离。位于皮肤或黏膜的坏死灶脱落后形成缺损,表皮和黏膜层的浅表缺损称为糜烂,深达皮下和黏膜下的缺损称为溃疡。肾、肺等内脏器官坏死组织液化后可经相应管道(输尿管、气管)排出,留下空腔,称为空洞。

(3) 机化:坏死组织如不能完全溶解吸收或分离排出,则由新生的肉芽组织长入并逐渐将其取代,最后变成瘢痕组织。这种由新生肉芽组织取代坏死组织或其他异常物质(如血栓等)的过程,称为机化。

(4) 包裹、钙化:较大范围的坏死组织难以溶解吸收,或不能完全机化,则由周围增生的肉芽组织将其包绕,称为包裹。大量钙盐沉积在坏死组织中,称为钙化,如干酪样坏死的钙化。

(二) 凋亡

凋亡又称固缩坏死,是由基因控制的自主性的有序死亡。大多数是指生理状态下细胞更新的程序性死亡,但在病理状态下也可发生(如肿瘤发生过程中肿瘤细胞的死亡、病毒性肝炎中嗜酸性小体的形成)。凋亡一般表现为单个细胞的死亡,且不伴有炎症反应。早期细胞固缩、细胞核浓缩,进而细胞核裂解,胞膜下陷,包裹核碎片和细胞器,形成凋亡小体。

第三节 损伤的修复

 病例分析

患者,男,36岁,半年前行胆囊炎手术。术后刀口处感染,经抗感染处理,30余天才愈合,愈合处形成一个 6.7cm×2.0cm 的瘢痕,初期为红褐色,稍隆起,以后逐渐皱缩,变硬,呈灰白色。

请问:1. 该患者的伤口属于创伤愈合的哪种类型?

2. 这类创伤愈合有何特点?

一、修复的概述

修复是指当组织细胞损伤造成缺损后,由周围健康组织细胞再生加以修补恢复的过程。修复有再生和纤维性修复两种方式。

组织和细胞损伤后,由损伤周围健康的同种细胞分裂、增生以恢复原有组织结构和功能的过程称为再生。再生分为生理性再生和病理性再生。生理性再生是指有些组织、细胞不断衰老死亡,由新生的同种细胞增生补充的过程。如表皮细胞不断地角化脱落,通过基底细胞不断增生、分化,予以补充;月经期子宫内膜脱落后,又有新生的内膜再生。病理性再生是指组织、细胞病理性缺损后所发生的再生,分完全再生和不完全再生,前者再生的组织、细胞完全保持了原有组织的结构和功能,后者由肉芽组织进行修复、形成瘢痕,这种修复虽然修补了组织的缺损,但不能恢复组织的结构和功能。

(一)各种组织的再生能力

人体内各组织、细胞再生能力是不同的。根据组织再生能力的强弱,可将人体细胞分为三类。

1. 不稳定性细胞　再生能力强,生理情况下,这类细胞就不断分裂、增生取代衰老细胞。病理性损伤时,常常表现为完全再生性修复。属于此类细胞的有表皮细胞、呼吸道和消化道黏膜被覆细胞、生殖器官管腔及淋巴造血细胞等。

2. 稳定性细胞　在生理情况下不表现出再生能力,但有较强的潜在再生能力。当组织受到损伤或刺激时,开始分裂增生,参与再生修复。如各种腺体(肝、胰等)腺上皮细胞、成纤维细胞、血管内皮细胞、骨膜细胞和原始的间叶细胞等。平滑肌细胞属稳定细胞,但再生能力弱。

3. 永久性细胞　是指不具有再生能力的细胞,此类细胞出生后即永久停止有丝分裂,包括神经细胞、心肌细胞和骨骼肌细胞,一旦遭受破坏则永久性缺失,代之以瘢痕性修复。

(二)各种组织的再生过程

1. 上皮组织的再生　皮肤、黏膜的被覆上皮受损后,由创缘和基底部残存的基底层细胞分裂增生,将缺损处覆盖修复。腺上皮损伤后,如基底膜未被破坏,可由残存的上皮细胞分裂补充,可完全再生修复,如腺体完全被破坏,则再生极为困难。

2. 血管的再生

(1) 小血管的再生:毛细血管多以生芽的方式再生(图 2-13)。内皮细胞分裂、增生开始,先以出芽的方式形成实心的细胞条索,在血流的冲击下出现管腔,形成新生的毛细血管,继而彼此相互吻合形成网状,为适应功能的需要有的可改建为小动脉、小静脉或消失。

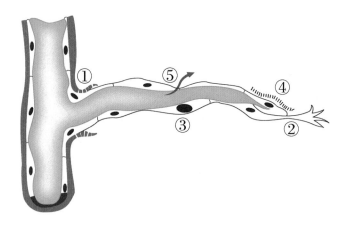

①基底膜溶解;②细胞移动和趋化;③细胞再生;④细胞管腔形成、成熟及生长抑制;⑤细胞间通透性增加。

图 2-13　毛细血管再生模式图

(2) 大血管的修复:大血管离断后需手术吻合,吻合处两侧内皮细胞分裂增生,互相连接,恢复原来的内膜结构。但离断肌层的平滑肌细胞再生能力较低,由肉芽组织增生连接,形成瘢痕而修复。

3. 结缔组织的再生　在损伤的刺激下,受损处的成纤维细胞进行分裂、增生。成纤维细胞可由静止状态的纤维细胞分化而来,或由未分化的间叶细胞分化而来。当成纤维细胞停止分裂后,开始合成并分泌前胶原蛋白,在细胞周围形成胶原纤维,细胞逐渐成熟,变成长梭形,胞浆越来越少,核越来越深染,成为纤维细胞。

4. 神经组织的再生　脑及脊髓内的神经细胞破坏后不能再生,由神经胶质细胞及其纤维修补,形成胶质瘢痕。外周神经受损时,如果与其相连的神经细胞仍然存活,则可完全再生。首先,远端的髓鞘及轴突崩解、消失,两端的神经鞘细胞增生并彼此连接,形成髓鞘(图 2-14)。若断离的两端相隔太远(超过 2.5cm),或者两端之间有瘢痕或其他组织阻隔,或者因截肢失去远端,再生轴突均不能达到远端,而与增生的结缔组织混合在一起,卷曲成团,成为创伤性神经瘤(截肢神经瘤),可发生顽固性疼痛。为防止上述情况发生,临床常施行神经吻合术或对截肢神经断端作适当处理。

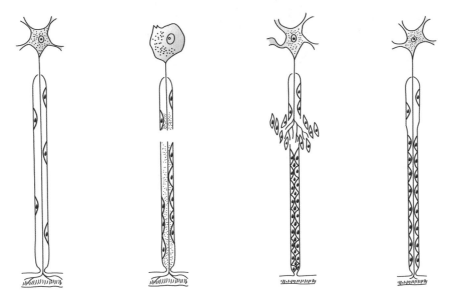

| 正常神经纤维 | 神经纤维断离,远端及近端的一部分髓鞘及轴突崩解 | 神经膜细胞增生,轴突生长 | 神经轴突达末端多余部分消失 |

图 2-14 神经纤维再生模式图

二、肉芽组织

肉芽组织是指由新生的毛细血管和增生的成纤维细胞以及炎症细胞构成的幼稚的结缔组织。

(一)肉芽组织的形态

1. 肉眼观察 新鲜的肉芽呈鲜红色、颗粒状、柔软湿润、触之易出血而无痛觉,形似鲜嫩的肉芽,故称为肉芽组织。

2. 镜下观察 新生的毛细血管常呈平行排列,向创面垂直生长,接近表面时相互吻合形成弓形突起,在毛细血管周围有许多新生的成纤维细胞,其间有数量不等的中性粒细胞、巨噬细胞等炎症细胞(图 2-15)。

(二)肉芽组织的功能

肉芽组织的功能主要有:①抗感染保护创面。②填补创口及其他组织缺损。③机化

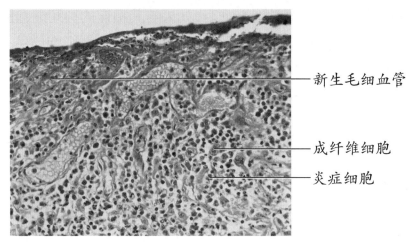

新生毛细血管

成纤维细胞

炎症细胞

图 2-15　肉芽组织

或包裹异物(如坏死组织、血栓、血凝块等)。

(三) 肉芽组织的结局

肉芽组织在组织损伤后 2~3 天内即可开始出现,随着修复过程的发展,其中毛细血管和炎症细胞逐渐减少,成纤维细胞转化为纤维细胞逐渐形成胶原纤维,最终肉芽组织成为无血管、由大量胶原纤维组成的瘢痕组织。瘢痕组织呈灰白色、质地坚韧。瘢痕组织可进一步发生玻璃样变和收缩。

三、创 伤 愈 合

创伤愈合是指机体遭受外力作用,组织遭受创伤后,通过组织再生和肉芽组织增生得以修复的过程。

(一) 皮肤创伤愈合

1. 愈合的基本过程

(1) 伤口早期变化:伤口局部有不同程度的组织坏死和血管断裂出血,数小时内出现炎症反应,表现为充血、浆液渗出及白细胞渗出,局部出现红肿和功能障碍。渗出物和血凝块充满缺口,起临时充填和保护作用。

(2) 伤口收缩:创伤后 2~3 天,伤口边缘新生的肌成纤维细胞不断牵拉及皮下组织向中心移动,伤口迅速缩小,直到 14 天左右停止。

(3) 肉芽组织增生和瘢痕形成:大约从第 3 天开始从伤口底部及边缘长出肉芽组织,填平伤口。大约在伤后 1 个月瘢痕完全形成。

2. 愈合的类型

(1) 一期愈合:主要见于无菌手术切口。这种伤口组织缺损少、创缘整齐、无感染和异物、经黏合或缝合后创面对合严密,炎症反应轻微,愈合时间短,留下一条线状瘢痕(图 2-16)。

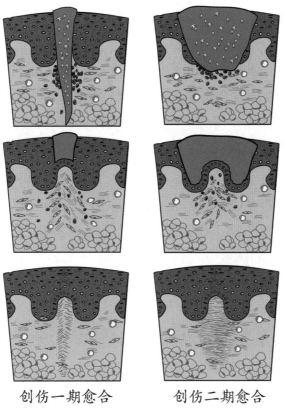

创伤一期愈合　　　　创伤二期愈合

图 2-16　创伤一期、二期愈合模式图

（2）二期愈合：见于组织缺损较大、创缘不整齐、无法整齐对合或伴有感染、异物的伤口。填补缺损所需的肉芽组织多，愈合时间较长，形成的瘢痕较大（图 2-16）。

（3）痂下愈合：发生在较浅表并伴有少量出血或血浆渗出的皮肤创伤。伤口表面的渗出液、血液及坏死脱落的组织干燥后形成黑褐色硬痂，在硬痂下再生愈合，待再生完成后，痂皮即脱落。

（二）骨折愈合

骨折通常可分为外伤性骨折和病理性骨折两大类。骨组织再生能力很强，骨折后，经过良好的复位、及时的固定、适当的功能锻炼，几个月后便可完全愈合，恢复正常的结构和功能。骨折愈合的过程分为以下几个阶段（图 2-17）：

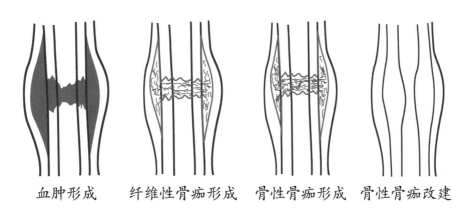

血肿形成　　　纤维性骨痂形成　　　骨性骨痂形成　　　骨性骨痂改建

图 2-17　骨折愈合过程模式图

1. 血肿形成　骨折后,骨断端及其周围出血,形成血肿。一般数小时后血肿的血液凝固,暂时连接两断端。

2. 纤维性骨痂形成　骨折后2~3天,从骨膜处增生的成纤维细胞和新生的毛细血管长入血肿,将血肿机化。1周左右肉芽组织逐渐纤维化形成纤维性骨痂。

3. 骨性骨痂形成　纤维性骨痂逐渐分化出骨母细胞,并分泌胶原和骨基质,形成骨样骨痂,然后钙盐沉积,成为骨性骨痂。骨性骨痂使骨折断端牢固结合,具有负重功能,此期为2~3个月。

4. 骨性骨痂改建　随着负重受力、适当运动,骨性骨痂逐渐改建为板层骨,骨髓腔再通,骨小梁的排列结构恢复正常。此期需几个月甚至1~2年才能完成。

（三）影响创伤愈合的因素

创伤愈合除与损伤程度及组织再生能力有关外,还与下列因素有关:

1. 全身因素

(1) 年龄:儿童、青少年的组织再生能力较强,伤口愈合快。老年人组织再生能力差,愈合慢,这与老年人血管硬化、血液供应减少有关。

(2) 营养:严重的蛋白质缺乏,尤其是含硫氨基酸(如蛋氨酸、胱氨酸)缺乏时,组织的再生能力降低,肉芽组织及胶原形成不良,伤口不易愈合。维生素C缺乏时,成纤维细胞合成胶原减少,伤口愈合慢。钙和磷在骨折愈合中尤为重要,锌缺乏也会延缓创伤愈合。

(3) 药物:如肾上腺皮质激素能抑制炎症反应,抑制肉芽组织增生和胶原纤维形成,延缓伤口愈合,故在创伤愈合过程中要慎用。

(4) 疾病:如尿毒症、糖尿病及某些免疫缺陷性疾病等,可对创伤愈合产生不利影响。

2. 局部因素

(1) 局部血液循环:保证组织再生所需的氧和营养,对坏死物质的吸收及控制局部感染也起重要作用。如血管有动脉粥样硬化、静脉曲张等病变以及伤口包扎过紧,局部可用某些药物或理疗,改善局部血液循环,促进伤口的愈合。

(2) 感染与异物:感染可严重影响伤口的愈合,坏死组织及其他异物也妨碍愈合并易于感染。因此,临床上对于创面较大、被污染但尚未发生明显感染的伤口,应实施清创术以清除坏死组织、异物和细菌,并在确保没有感染的前提下,缝合断裂的组织、修整创缘、缝合伤口以缩小创面。这样,可以使愈合时间缩短。

(3) 神经支配:完整的神经支配对损伤的修复有一定的作用,局部神经受损,其支配区域的组织再生能力降低或丧失。自主神经损伤,使局部血液供应减少,组织再生延缓。例如,麻风病时神经受累引起溃疡不易愈合。由于神经损伤影响伤口的愈合,因此,在清创时应注意避免伤及神经。

(4) 电离辐射:能破坏细胞、损伤血管、抑制组织再生,因此影响创伤愈合。

在刺激因子的作用和内外环境改变时,机体的细胞和组织发生适应性改变,在形态学上表现为萎缩、肥大、增生和化生;当这些刺激因子的作用超出了细胞和组织的承受限度时,可产生损伤性的改变,表现为变性和细胞死亡。

变性是细胞或细胞间质内出现某些异常物质或正常物质显著增多。常见的变性有细胞水肿、脂肪变性和玻璃样变性。坏死是指活体的局部组织细胞的死亡。细胞坏死的主要标志是细胞核的变化,表现为核固缩、核碎裂和核溶解。组织坏死常见的类型有凝固性坏死、液化性坏死、坏疽和纤维素样坏死。

组织修复包括再生和纤维性修复两种形式。纤维性修复主要是通过肉芽组织来实现的,肉芽组织是一种新生的幼稚结缔组织,主要由新生的毛细血管、成纤维细胞、炎性细胞组成。

（王　岩）

目标测试

一、名词解释

萎缩　化生　变性　脂肪变性　坏疽　肉芽组织　机化

二、填空题

1. 组织、细胞的适应性反应在形态学上的表现为_____、_____、_____和_____。

2. 变性常见的类型有_____、_____和_____。

3. 坏死可分为_____、_____、_____、_____。坏疽可分为_____、_____和_____。

4. 病理性萎缩根据原因不同一般分为_____、_____、_____、_____和_____。

5. 玻璃样变性一般分为_____、_____和_____三种类型。

6. 坏死在组织学上的主要标志为_____的变化,表现为_____、_____和_____。

7. 人体的组织细胞按再生能力强弱可分为_____细胞、_____细胞、_____细胞。

8. 肉芽组织的主要功能是_____、_____和_____。

9. 皮肤的创伤愈合可分为_____愈合、_____愈合。

三、思考题

1. 简述坏死的类型和结局。

2. 比较干性坏疽与湿性坏疽的特点。

3. 简述肉芽组织的结构特点及功能。

第三章 | 局部血液循环障碍

03 章 数字资源

组织和细胞的结构和功能依赖于完善的血液循环来提供氧和营养物质，从而维持内环境的稳定。一旦血液循环发生障碍，就会导致器官功能和代谢紊乱。局部血液循环障碍表现为：①局部血管内血液含量异常（充血、缺血）。②血管内出现异常物质（血栓形成和栓塞）。③血管内成分溢出到血管外（出血、水肿）。④局部血管内血流运行中断导致组织缺血（梗死）。

临床上由血栓形成、栓塞、梗死所引起的肺栓塞、脑出血、心肌梗死等心脑血管疾病是引起机体死亡的主要原因。

第一节　充血和淤血

充血和淤血都是指局部组织血管内血液含量的增多。

一、充　血

局部组织或器官的动脉输入血量增多而发生的充血，称为动脉性充血，简称充血。

（一）原因和类型

各种原因通过神经体液调节，使舒血管神经兴奋性增高或缩血管神经兴奋性降低，引起细动脉扩张、血流加快,微循环的灌注量增多。充血分为生理性充血和病理性充血两种。

1. 生理性充血　指因生理需要和代谢增强而发生的器官和组织的充血。如进食后的胃肠道黏膜充血、运动时的骨骼肌充血和妊娠时的子宫充血等。

2. 病理性充血

(1) 炎性充血:局部炎症反应的早期,由于致炎因子作用引起神经轴突反射使舒血管神经兴奋以及血管活性胺等炎症介质的释放,使细动脉扩张而充血,表现为局部组织红肿。

(2) 减压后充血:当局部器官或组织长期受压,而压力突然解除时,受压组织内的细动脉发生反射性扩张,导致局部充血。如长时间下蹲后突然站立,下肢可发生减压后充血;一次大量抽取腹水后,腹腔受压的细动脉发生反射性扩张,二者均引起短暂性脑供血不足而出现头晕眼花。

(二) 病理变化

肉眼观察:局部组织或器官体积轻度增大,颜色鲜红,温度升高。镜下观察:局部细小动脉及毛细血管扩张,充满血液。

(三) 结局

动脉性充血多为暂时的,原因消除后即可恢复正常。炎性充血时,有利于血管中液体和细胞成分的渗出,在炎症防御反应中有积极作用。生活中足浴、红外线理疗等,使组织发生动脉性充血,血流速度加快,有利于局部组织的代谢活动。但在动脉粥样硬化、高血压病等疾病的基础上,由于情绪激动等原因造成脑血管充血、破裂出血等可导致偏瘫甚至死亡。

二、淤　血

器官或组织由于静脉血液回流受阻,血液淤积在小静脉和毛细血管内,称为静脉性充血,简称淤血。

(一) 原因

1. 静脉受压　静脉受压时引起管腔变窄或闭塞,血液回流受阻,导致器官或组织淤血。常见的有妊娠后期子宫压迫髂静脉引起下肢淤血;肠套叠或肠扭转引起肠系膜静脉受压局部肠段淤血;肿瘤、炎症包块等压迫周围组织静脉淤血;绷带过紧压迫静脉引起相应器官或组织的淤血。

2. 静脉管腔阻塞　静脉内血栓形成或肿瘤细胞栓子等可阻塞静脉血液回流,局部出现淤血。通常静脉血管分支多,互相连接,形成侧支循环,只有在静脉阻塞且侧支循环不能有效建立的情况下,静脉管腔阻塞才会发生淤血。

3. 心力衰竭　在各种原因(如高血压病后期、心肌梗死等)引起左心衰竭时,肺静脉回流受阻,肺静脉压增高,造成肺淤血和肺水肿。右心衰竭(如肺源性心脏病等)时,上、下腔静脉回流受阻,导致体循环淤血和水肿,常表现为肝淤血,严重时脾、肾、胃肠道及下肢出现淤血和水肿。长期的左心衰竭和肺淤血会进一步造成肺动脉高压,使右心排血阻力加大,最后发展为全心衰竭,引起全身淤血。

（二）病理变化

肉眼观察：淤血的组织或器官体积增大，重量增加，颜色暗红色，淤血发生在体表时局部温度降低，如在皮肤、口唇黏膜或肢体末端，局部组织颜色呈紫蓝色（血液内氧合血红蛋白含量减少而还原血红蛋白含量增加），称为发绀。镜下观察：组织内小静脉和毛细血管扩张，充满血液。

（三）结局

淤血的后果取决于淤血的部位、程度和持续时间以及侧支循环建立情况等。如果能及时解除淤血的原因，组织可恢复正常。若淤血持续存在，可引起以下后果：①淤血性水肿和淤血性出血，由于毛细血管内流体静压升高和缺氧，导致微血管壁通透性增加，使血浆成分漏出，严重者有红细胞漏出。②实质细胞损伤，因缺氧和营养供应不足以及中间代谢产物的堆积，实质细胞发生萎缩、变性，甚至坏死。③淤血性硬化，长期淤血、缺氧使组织内网状纤维胶原化和纤维组织增生，淤血的器官或组织可逐渐变硬。

（四）重要器官淤血

1. 肺淤血　左心衰竭时，肺静脉回流受阻发生肺淤血。急性肺淤血时，肉眼观察：肺体积增大，颜色暗红，切面流出粉红色泡沫状液体。镜下观察：肺泡壁毛细血管和小静脉高度扩张淤血，肺泡腔内有大量红染的水肿液，少量红细胞。在慢性肺淤血时，肺泡腔内可见水肿液、红细胞和心力衰竭细胞。心力衰竭细胞是巨噬细胞吞噬并分解红细胞后，在胞质内形成含铁血黄素颗粒沉积，这种具有含铁血黄素颗粒的巨噬细胞称为心力衰竭细胞（图3-1）。长期慢性肺淤血，还会引起肺间质网状纤维胶原化和纤维结缔组织增生，使肺质地变硬，呈棕褐色，称为肺褐色硬化。肺淤血的患者临床表现为明显气促、缺氧、发绀，咳出大量粉红色泡沫痰等症状。

2. 肝淤血　见于右心衰竭，肝静脉回流受阻造成。肉眼观察：肝脏体积增大，包膜紧张，颜色暗红。慢性肝淤血时，肝的表面和切面呈红（淤血区）黄（脂肪变性区）相间的花纹，形似槟榔切面，故有"槟榔肝"之称（图3-2）。镜下观察：肝小叶中央静脉及其附近肝窦扩

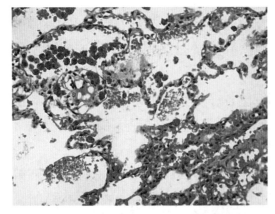

肺泡壁毛细血管扩张、充血，肺泡腔有漏出的红细胞和含有含铁血黄素的心力衰竭细胞。

图 3-1　慢性肺淤血

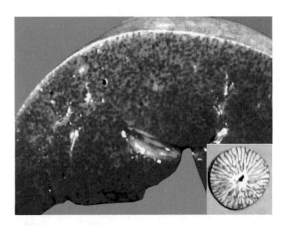

肝的切面出现红（淤血区）黄（脂肪变性区）相间的条纹，似槟榔切面（右下角插图）。

图 3-2　"槟榔肝"

张淤血、肝细胞萎缩甚至坏死消失,小叶周边肝细胞脂肪变性。长期慢性肝淤血可引起肝内间质网状纤维胶原化并伴有纤维结缔组织增生,形成淤血性肝硬化。

第二节 出 血

出血是血液从心、血管腔内流出至体外、体腔或组织间隙的过程。溢出的血液进入组织或体腔称为内出血,流出体外为外出血。

一、类型及原因

依据出血的发生机制不同,可分为破裂性出血和漏出性出血两种类型。

(一) 破裂性出血

破裂性出血是由心脏或血管壁破裂所致。原因有:①机械性损伤,如割伤、刺伤、剧烈碰撞伤等引起血管破裂。②血管壁或心脏的病变,如心肌梗死后形成的室壁瘤破裂等。③血管壁周围的病变,如恶性肿瘤侵及周围的血管、消化性溃疡侵蚀溃疡底部的血管、结核性病变侵蚀肺空洞壁的血管等。④静脉破裂,如肝硬化时食管下段静脉曲张破裂出血。⑤毛细血管破裂,如软组织损伤。

(二) 漏出性出血

漏出性出血是指因微循环的血管壁通透性增高,血液从扩大的内皮细胞间隙和受损的基底膜漏出到血管外的过程。原因有:①血管壁损害,如缺氧、感染、中毒、药物、维生素C缺乏等因素可引起血管壁通透性增加。②血小板减少和功能障碍,如血小板减少性紫癜、弥散性血管内凝血(DIC)、脾功能亢进、再生障碍性贫血、白血病等可使血小板生成减少。③凝血因子缺乏,如凝血因子Ⅷ(血友病 A)、凝血因子Ⅸ(血友病 B)等因子的先天性缺乏或肝脏疾病致凝血因子Ⅶ、凝血因子Ⅸ、凝血因子Ⅹ合成减少,以及 DIC 时凝血因子消耗过多等。

二、病理变化

(一) 内出血

血液积聚于体腔内称积血,如心包积血等。组织内局限性的大量出血称为血肿,如脑硬膜下血肿、皮下血肿等。皮肤、黏膜较小的(直径 1~2mm)出血点称为瘀点,而稍微大的(直径 3~5mm)出血称为紫癜,直径 5mm 以上的出血灶称为瘀斑。

(二) 外出血

鼻黏膜出血排出体外称为鼻衄;呼吸道出血量较多经口排出体外称为咯血,如肺结核空洞或支气管扩张；上消化道出血经口呕出称为呕血，消化道出血经肛门排出称便血，如消化性溃疡出血、直肠癌等；泌尿道出血从尿道口排出称为血尿。

三、后　　果

出血对机体的影响取决于出血的类型、速度、部位和出血量。破裂性出血在短时间内丧失循环血量的 20%~25%，可发生出血性休克。漏出性出血若出血广泛时(如肝硬化门静脉高压引起广泛性的胃肠道黏膜出血)，亦可导致出血性休克。重要器官即使少量出血，也可引起严重的后果，如脑干出血、心脏破裂可危及生命。局部组织或器官的出血，可导致相应的功能障碍，如视网膜出血引起视力减退或失明，内囊出血引起对侧肢体偏瘫。

第三节　血　栓　形　成

 病例分析

患者，男，36 岁，因车祸左下肢胫腓骨骨折，左小腿肿胀、淤血、出血，入院后经止血包扎并择期手术。5 天后，患者起床时突然呼吸急促、面色发绀，经抢救无效死亡。尸检发现，死者肺动脉主干及左右分支有混合性血栓阻塞。

请问：1. 血栓是如何形成的？

2. 为什么血栓栓塞于肺动脉主干及分支会引起死亡？

3. 护士在护理此类患者应注意些什么？怎样预防此病的发生？

在活体的心脏和血管内，血液凝固或血液中某些有形成分凝集形成固体质块的过程称为血栓形成。所形成的固体质块称为血栓。

正常生理情况下，血液的凝血系统和抗凝血系统(纤维蛋白溶解系统)保持动态平衡，使血液处于流动的液体状态，一旦这种平衡被打破，血小板和其他凝血因子被激活，就会引起凝血反应形成血栓。

一、血栓形成的条件和机制

(一) 心、血管内膜损伤

正常心、血管完整的内皮细胞具有屏障作用，能把血小板、凝血因子和有高度促凝作用的内皮下细胞外基质分隔开；内皮细胞还能分泌前列环素(PGI_2)、一氧化氮(NO)、腺苷二磷酸酶（ADP酶）及血栓调节蛋白等诸多抗凝血物质,从而使血液保持流动状态。当内皮细胞损伤后,细胞屏障破坏,内皮下胶原暴露,血小板与胶原纤维接触而被激活;裸露的胶原纤维激活凝血因子Ⅻ,启动内源性凝血系统;损伤的内皮细胞还可释放组织因子,激活凝血因子Ⅶ,启动外源性凝血系统,从而启动凝血过程引起血栓形成。

心血管内皮细胞损伤常见于严重动脉粥样硬化的斑块及溃疡处、风湿性和感染性心内膜炎、心肌梗死区的心内膜、反复静脉穿刺的血管壁、创伤性或炎症性血管损伤部位,以及缺氧、休克、败血症和细菌内毒素等引起的全身广泛内皮细胞损伤。

（二）血流状态的改变

血流状态的改变主要是指血流缓慢和血流产生漩涡等改变。正常血流分为轴流和边流,红细胞和白细胞等有形成分在血管的中轴流动(轴流),其外是血小板,最外一层是血浆(边流),将血液的有形成分与血管壁隔开,阻止血小板与内膜接触和激活。当血流缓慢或有涡流时,血小板进入边流,容易黏附于内膜,同时凝血因子在局部容易堆积、活化而启动凝血过程,形成血栓。

临床上,静脉血栓多于动脉血栓4倍左右,下肢血栓形成多于上肢,是因为:①静脉血流缓慢且有静脉瓣,容易形成涡流。②静脉血有时可有短暂的停滞。③静脉的血液黏性有所增加。久病或术后长期卧床者、心力衰竭患者容易在下肢深静脉和盆腔静脉内形成血栓。因此,应鼓励患者适当下床活动,预防血栓形成。心脏和动脉内不易形成血栓,但在二尖瓣狭窄时的左心房、动脉瘤内或血管分叉处血流缓慢及出现涡流时,易形成血栓。

（三）血液凝固性增高

血液凝固性增高是指血液中血小板和凝血因子数量增多、活性增强,血液黏滞性增高或纤维蛋白溶解系统活性降低等导致血液处于高凝状态。临床上见于严重创伤、大面积烧伤、大手术及产后大出血时,血液浓缩,血中纤维蛋白原、凝血酶原及凝血因子含量增多,及血中代偿补充大量幼稚血小板,其黏性增加,易发生血栓形成。血小板增多和黏性增加也见于妊娠期高血压、高脂血症、冠状动脉粥样硬化、吸烟和肥胖等。此外,遗传性高凝状态可引起患者复发性深静脉血栓形成。

上述血栓形成的条件往往同时存在、共同作用,在不同的情况下,其中某一个条件起着主导作用。

二、血栓形成的过程及血栓的类型

（一）血栓形成的过程

血栓形成的过程分三个阶段:①血小板黏附和沉积形成血小板血栓,构成血栓的头部。②血流中的血小板不断激活和黏附,反复进行,形成珊瑚状的血小板小梁,小梁之间血流缓慢,血液凝固,形成红白层状交替结构,构成血栓的体部。③血栓的体积不断增大,致使血管腔阻塞,局部血流停止、血液凝固,最终构成延续性血栓的尾部(图3-3)。

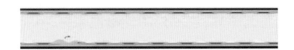
内皮细胞损伤,血小板与暴露的内皮下胶原黏附

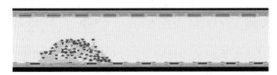
血小板聚集形成血小板小梁,小梁周有白细胞黏附

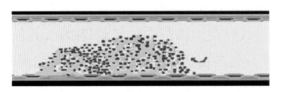
血小板小梁间形成纤维蛋白网,网眼内充满红细胞

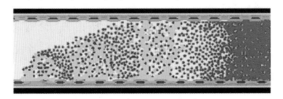
血管腔阻塞,局部血流停滞致血液凝固

图 3-3　静脉内血栓形成示意图

(二)血栓的类型

1. 白色血栓　又称血小板血栓,多发生于血流较快的心瓣膜、心腔内、动脉内以及静脉血栓的头部。如急性风湿性心内膜炎时在二尖瓣闭锁缘上形成的白色血栓又称为赘生物。肉眼观察:呈灰白色,表面粗糙,质实,与血管壁紧密黏着不易脱落。镜下观察:主要由血小板和少量纤维蛋白构成。

2. 混合血栓　多发生于血流缓慢的静脉。由于血小板小梁的形成和血液凝固反复交替进行,形成层状血栓,即混合血栓。肉眼观察:呈灰白色和红褐色层状交替结构,静脉内的混合血栓呈粗糙干燥圆柱状,与血管壁粘连(图3-4)。镜下观察:由血小板小梁、小梁黏附的白细胞、小梁间的纤维蛋白网及网罗的红细胞构成(图3-5)。

3. 红色血栓　主要见于静脉。肉眼观察:新鲜的红色血栓湿润、呈暗红色、有一定的弹性,与血管壁无粘连,时间长了,水分被吸收而失去弹性,变得干燥易碎,并容易脱落而造成血栓栓塞。镜下观察:主要由纤维蛋白和红细胞构成。

4. 透明血栓　常见于弥散性血管内凝血时微循环小血管内,肉眼不能识别,只能在显微镜下观察到,故又称微血栓。镜下观察:由嗜酸性均质透明状的纤维蛋白构成,故又称纤维素性血栓。

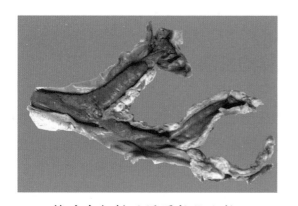

静脉内粗糙干燥圆柱状血栓。

图 3-4　静脉内混合血栓（肉眼观）

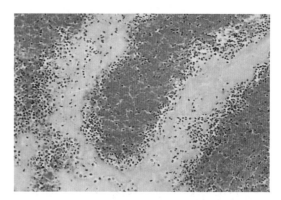

血小板凝集成小梁状，小梁周围有白细胞黏附，小梁之间有纤维蛋白网，网眼内充满大量红细胞。

图 3-5　混合血栓（镜下观）

三、血栓的结局

（一）软化、溶解、吸收

新鲜的血栓可被激活的纤维蛋白溶解酶和白细胞崩解释放的蛋白溶解酶软化而逐渐被溶解。小的血栓可快速完全被溶解吸收；较大的血栓部分软化溶解后，在血流冲击下形成碎片或整个脱落而形成血栓栓子，并随血流运行，阻塞血管，造成血栓栓塞。

（二）机化和再通

如血栓长时间不被溶解，由血管壁向血栓内长入新生的肉芽组织逐渐取代血栓，此过程称为血栓机化。血栓形成后的1~2天已经开始发生机化，较大的血栓需2~4周才完全机化，此时血栓与血管壁紧密黏着不再脱落。血栓在机化过程中，水分被吸收，血栓逐渐干燥收缩，其内部或与血管壁间出现裂隙，新生的内皮细胞长入并被覆其表面形成新的血管，使已阻塞的血管部分地重新恢复血流，这种现象称为再通（图 3-6）。

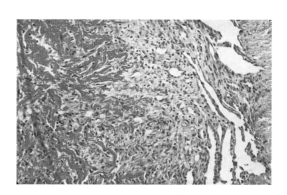

左侧见未完全被机化的血栓，中央为肉芽组织，右侧为再通的血管。

图 3-6　血栓机化与再通

（三）钙化

血栓长时间未能溶解又未完全机化，可发生钙盐沉积，称为钙化。血栓钙化后成为静脉石或动脉石。

四、血栓对机体的影响

血栓形成可以堵塞血管裂口起到止血和防止出血的作用,这是对机体有利的一面。如结核性空洞内的血管和慢性胃、十二指肠溃疡底部血管受损时,继发血栓形成有防止出血和止血的作用;炎症时病灶周围小血管内血栓形成,可防止病原微生物随血流扩散。但多数情况下血栓形成对机体造成不利的影响。

(一)阻塞血管

动脉阻塞可引起相应的器官缺血、缺氧而发生萎缩、变性,甚至坏死,如心脏冠状动脉血栓形成引起心肌梗死,脑动脉血栓引起脑梗死,血栓性闭塞性脉管炎时引起患肢的坏疽等。静脉阻塞而侧支循环未能有效建立时,则引起局部淤血、水肿、出血,甚至坏死。

(二)血栓栓塞

血栓的整体或部分脱落成为栓子,随血流运行阻塞与血栓大小相应的血管,引起血栓栓塞。心瓣膜上的血栓容易脱落形成栓子引起血栓栓塞;下肢静脉的血栓脱落可造成肺栓塞,往往成为患者死亡的重要原因。

(三)心瓣膜变形

风湿性心内膜炎时,心瓣膜的赘生物发生机化,可使瓣膜粘连、增厚、变硬,腱索增粗、缩短,引起瓣膜口狭窄或关闭不全而成为心瓣膜病。

(四)广泛性出血

由于严重的创伤、大面积烧伤、严重感染等引起弥散性血管内凝血时,微循环内广泛微血栓形成,消耗了大量血小板和凝血因子,导致血液处于低凝状态而引起全身广泛出血。

第四节　栓　　塞

在循环血液中出现的不溶于血液的异常物质,随血流运行阻塞血管腔的现象称栓塞。引起栓塞的异常物质称为栓子。栓子可以是固体、液体或气体。临床上以脱落的血栓栓子引起栓塞最常见,其他栓子有脂滴、羊水、空气和肿瘤细胞团等。

一、栓子的运行途径

栓子运行途径一般与血流方向一致(图3-7)。

(一)体静脉系统及右心栓子

来自体静脉系统及右心的栓子,随血流进入肺动脉主干及其分支,引起肺栓塞。体积

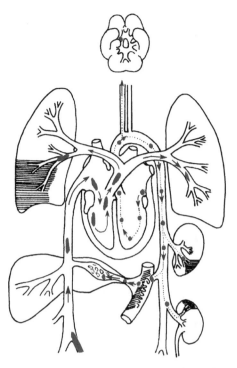

图 3-7　栓子运行途径与栓塞模式图

小的栓子可以通过肺泡壁毛细血管经左心进入体循环,阻塞动脉小分支。

(二)主动脉系统及左心栓子

来自主动脉系统及左心的栓子,随动脉血流运行,阻塞于口径与其相当的动脉分支,常见于脑、脾、肾及下肢等部位。

(三)门静脉系统栓子

来自肠系膜静脉等门静脉系统的栓子,可引起肝内门静脉分支的栓塞。

(四)交叉性栓塞

偶见来自右心或腔静脉系统的栓子由压力高的一侧通过房间隔、室间隔缺损或动静脉瘘进入压力低的另一侧,即动静脉系统栓子交叉运行,引起体循环系统栓塞。

(五)逆行性栓塞

极罕见于下腔静脉内的血栓栓子在胸、腹压突然升高(如咳嗽)时,可逆血流方向运行至肝、肾、髂静脉分支并引起栓塞。

二、栓塞的类型及后果

(一)血栓栓塞

血栓脱落引起的栓塞称为血栓栓塞,是栓塞中最常见的一种,占栓塞的**99%**以上。由于血栓栓子的来源、大小和栓塞部位的不同,对机体的影响也有所不同。

1. 肺动脉栓塞　引起肺动脉栓塞的血栓栓子 95% 以上来自下肢深静脉,特别是腘静脉、股静脉和髂静脉。肺动脉栓塞的后果取决于栓子的大小和数量:①中、小的栓子多栓塞肺动脉小分支,一般不会引起明显的后果,这是由于肺具有肺动脉和支气管动脉双重血液供应,侧支循环可以起代偿作用,若栓塞前肺组织有严重淤血,支气管动脉供血受阻,局部肺组织可发生出血性梗死。②若栓子较大,栓塞在肺动脉主干及其大分支(图 3-8),或栓子小但数量多,广泛栓塞肺动脉小分支,患者可突发呼吸困难、发绀、休克等,严重者导致急性呼吸、循环衰竭而

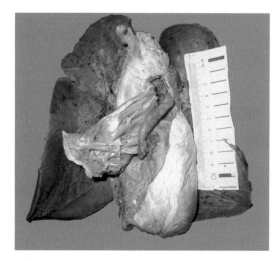

长条状混合血栓阻塞在肺动脉主干。

图 3-8　肺动脉血栓栓塞

死亡(猝死)。

2. 体循环动脉栓塞　80%的栓子来自左心腔,如心肌梗死的附壁血栓、心内膜炎时心瓣膜上的赘生物,其余来自于动脉粥样硬化溃疡或主动脉瘤表面的血栓。动脉栓塞多发生于脑、肾、脾、下肢等。栓塞的后果取决于栓塞的部位、侧支循环情况。肾、脾、脑缺乏侧支循环,多造成局部组织梗死;上肢动脉吻合支丰富,肝脏有肝动脉和门静脉双重供血,故很少发生梗死。

 前沿知识

急性下肢深静脉血栓的治疗

急性下肢深静脉血栓是临床常见的静脉阻塞性疾病,急性期血栓脱落可引起肺动脉栓塞,治疗不彻底可出现深静脉血栓后综合征。近年来,随着介入技术的发展,血管腔内综合介入治疗已经逐渐取代单纯的系统溶栓和手术切开取栓术,成为治疗急性下肢深静脉血栓的主要方法。

(二)脂肪栓塞

脂滴进入循环的血液而引起的栓塞称为脂肪栓塞。脂肪栓子常来源于长骨骨折和严重的脂肪组织挫伤等。进入静脉血流的脂肪栓子随循环经右心到肺,直径大于$20\mu m$的脂滴可引起肺栓塞;直径小于$20\mu m$的脂滴可通过肺的毛细血管进入动脉系统,造成脑和其他器官的栓塞。镜下观察可见血管腔内脂滴大小不等,呈圆形或卵圆形,HE切片上呈空泡状。脂肪栓塞的后果取决于脂滴的大小和量,少量脂滴入血,可被巨噬细胞吞噬吸收,不产生严重后果,若大量脂滴(9~20g)迅速进入肺循环,造成较大面积的肺栓塞,在损伤后的1~3天内呼吸急促、心动过速,严重可引起窒息或因急性右心衰竭而死亡。

(三)气体栓塞

大量空气迅速进入血液循环或原溶于血液内的气体迅速游离,形成气泡阻塞心血管腔,称为气体栓塞。

1. 空气栓塞　多因静脉损伤破裂,外界空气由缺损处进入血流所致。如头颈、胸壁和肺部手术或创伤时损伤静脉,空气可因吸气时静脉腔内负压而被吸引,由损伤处进入静脉。另外不恰当使用正压输液,人工气胸或人工气腹误伤静脉时,也易引起空气栓塞。

空气进入血液循环的后果与进入的速度和气体的量有关,少量空气入血,可溶解于血液中,一般不会发生气体栓塞。若短时间内入血的空气量超过100ml,此时空气在右心聚集,因心脏搏动,空气和血液经搅拌,形成可压缩的血性泡沫,阻碍了静脉血的回流和向肺动脉的供血,导致循环中断而猝死。

2. 氮气栓塞　又称减压病,是气体栓塞的一种。人体从高气压环境迅速进入常压或低气压环境时,如潜水员从深水迅速浮出水面或航空者由地面迅速升入高空时,原来溶于血液、组织液的气体包括氧气、二氧化碳和氮气迅速游离形成气泡,氧和二氧化碳可再溶于体液内被吸收,而氮气在体液内溶解缓慢,可在血液和组织内形成很多微气泡或融合成大气泡,引起氮气栓塞。因气泡所在部位不同,其临床表现不同,病情轻者,可引起骨、四肢、肠道等末梢血管阻塞而出现痉挛性疼痛,严重时出现昏迷。若阻塞冠状动脉则可致患者猝死。

(四)羊水栓塞

羊水栓塞是分娩过程中一种罕见的严重合并症(1/50 000),死亡率极高(70%~80%)。在分娩过程中,羊膜破裂、胎盘早期剥离或胎儿阻塞产道时,由于子宫强烈收缩,宫内压力升高,将羊水压入子宫内膜静脉窦,经血液循环进入肺的小动脉及毛细血管,引起羊水栓塞。镜下观察可在母体肺的小动脉和毛细血管内或血液涂片中发现角化鳞状上皮、胎毛、胎脂、胎粪和黏液等羊水成分。临床上,患者突然出现呼吸困难、发绀、抽搐、休克、昏迷甚至死亡。羊水栓塞引起猝死的机制主要是因为羊水中胎儿代谢产物引起过敏性休克和反射性血管痉挛,同时羊水具有凝血致活酶样的作用可引起DIC,导致患者死亡。

(五)其他栓塞

恶性肿瘤细胞侵入血管系统后,随血流运行阻塞血管,形成肿瘤细胞栓塞并导致肿瘤的转移。寄生虫虫卵、细菌或真菌团等也可进入血液循环成为栓子引起栓塞。

第五节　梗　死

 病例分析

患者,男,55岁,既往有高血压、高血脂病史,与朋友聚餐饮酒回家后,突然出现胸闷、胸痛,胸骨后压榨性窒息感。患者家人立即拨打"120"将其送往医院,经医生检查后诊断为急性心肌梗死。

请问:1. 该患者发生急性心肌梗死的主要原因是什么?

2. 如何指导患者预防心肌梗死的发生?

器官或组织由于动脉血供应中断,引起局部组织缺血性坏死称为梗死。

一、梗死的原因

任何引起血管阻塞,导致局部组织血液循环中断和缺血、缺氧的因素均可引起梗死。

1. 动脉血栓形成　是梗死最常见的原因。主要见于冠状动脉、脑动脉粥样硬化合并血栓形成时引起的心肌梗死和脑梗死。

2. 动脉栓塞　多为血栓栓塞,也见于气体、羊水、脂肪栓塞等,栓子随着血流运行常引起脾、肾、肺和脑组织的梗死。

3. 动脉痉挛　在冠状动脉粥样硬化的基础上,冠状动脉发生强烈和持续的痉挛,可引起心肌梗死。

4. 血管受压闭塞　肠扭转、肠套叠、嵌顿性肠疝时先有肠系膜静脉血管受压,血液回流受阻,静脉压升高,随之动脉也会受压而使血液供应中断,造成肠梗死。

动脉血管阻塞是否造成组织梗死,还与能否建立有效侧支循环有关,具有双重血液循环的肝、肺及有丰富吻合支的肠,动脉血管阻塞后,通过侧支循环的代偿,不易发生梗死。但脑、心、肾、脾等,由于吻合支少,常易发生梗死。除此之外,动脉血管阻塞是否造成组织梗死,还与局部组织对缺血的敏感程度有关。脑神经细胞缺血3~4分钟即可引起梗死;心肌缺血20~30分钟也可引起死亡;而纤维结缔组织对缺血耐受性强。

二、梗死的形态特征

1. 梗死灶的形状　取决于梗死器官的血管分布。脾、肾、肺等器官的血管呈锥形分支,故梗死灶呈锥形,切面呈扇形或三角形,尖端位于血管阻塞处,指向脏器的门部,底部靠近脏器的表面(图3-9);心脏冠状动脉的分支不规则,梗死灶的形状呈地图状;肠系膜的血管呈扇形分支,梗死灶呈节段形。

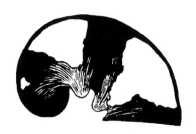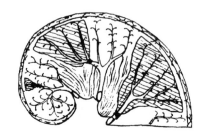

图3-9　肾动脉分支栓塞及肾贫血性梗死模式图

2. 梗死灶的质地　取决于坏死的类型。多数实质性器官如心、脾、肾的梗死为凝固性坏死,脑梗死为液化性坏死,日久逐渐液化成囊状。

3. 梗死灶的颜色　取决于梗死灶内的含血量,含血量少的呈灰白色,含血量多的呈暗红色。

三、梗死的类型

根据梗死灶内含血量的多少和有无细菌的感染,梗死可分为贫血性梗死、出血性梗死和败血性梗死三种。

（一）贫血性梗死

贫血性梗死常发生于组织结构比较致密和侧支循环不丰富的实质器官,如脾、肾、心肌和脑组织。由于组织的致密限制了边缘侧支血管内血液进入坏死组织,梗死灶缺血呈灰白色,故称为贫血性梗死。肉眼观察:梗死灶呈灰白色或灰黄色,质实,周围有暗红色的充血或出血带,与正常组织分界清楚,形状为锥形,切面呈三角形或扇形(图3-10),心肌梗死为地图状。镜下观察:梗死灶呈凝固性坏死,早期可见核固缩、核碎裂和核溶解等细胞坏死的改变,周围有充血出血带。晚期梗死灶呈均匀红染无结构的物质,被肉芽组织机化,最终形成瘢痕组织。脑梗死不同于其他器官,坏死组织变软、液化,结构消失。

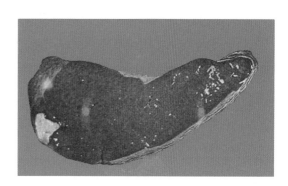

图 3-10　脾贫血性梗死

（二）出血性梗死

出血性梗死发生于肺和肠等器官。因梗死灶有明显的出血,故称出血性梗死。

1. 发生的条件

（1）严重淤血:是出血性梗死的重要先决条件,动脉血流中断,此时不能建立起有效的侧支循环进行代偿。

（2）组织疏松:组织疏松可以容纳大量的漏出血液,使血液聚集于梗死区。

2. 常见类型

（1）肺出血性梗死:常发生于二尖瓣狭窄或左心衰竭患者。梗死灶多位于肺下叶,呈锥形,尖端朝向肺门,底部靠近肺膜。梗死灶因弥漫性出血呈暗红色,略隆起,质实,后期肉芽组织生长为灰白色。镜下观察可见梗死区呈凝固性坏死,肺泡腔内、小支气管内及肺间质充满红细胞。临床上常有咳嗽、咯血和胸痛等症状。

（2）肠出血性梗死:多发生在肠套叠、肠扭转和嵌顿性肠疝时。梗死灶呈节段性,边界不清,呈暗红色,肠壁增厚、质脆易破裂(图3-11),镜下观察可见肠壁各层组织坏死及弥漫性出血。临床上,患者剧烈腹痛、呕吐,麻痹性肠梗阻,肠穿孔导致腹膜炎。

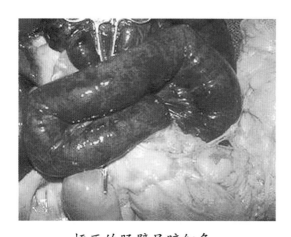

梗死的肠壁呈暗红色。

图 3-11　肠出血性梗死

（三）败血性梗死

败血性梗死是含有细菌的栓子阻塞

血管引起的。常见于急性感染性心内膜炎,含细菌的栓子从心内膜脱落,随着血流运行阻塞相应组织器官的动脉而造成栓塞。梗死灶内有细菌团和炎症细胞浸润,若有化脓菌感染时可引起脓肿。

四、梗死对机体的影响

梗死对机体的影响取决于梗死的器官,梗死灶的大小、部位以及有无感染等因素。肾、脾的梗死一般影响较小,临床上出现腰痛和血尿,不影响肾功能。肺梗死有胸痛和咯血。肠梗死常出现剧烈腹痛、呕吐、血便甚至腹膜炎。心肌梗死影响心脏功能,严重者可导致心力衰竭甚至猝死。脑梗死出现其相应部位的功能障碍(偏瘫、失语)。四肢、肺、肠梗死会继发腐败菌感染而造成坏疽。

本章小结

充血分为生理性充血和病理性充血。淤血可引起淤血性水肿和出血、实质细胞损伤和组织器官淤血性硬化等。

出血对机体的影响主要取决于出血的类型、速度、部位和出血量。

血栓形成常发生于心血管内膜损伤、血流缓慢或涡流形成、血液凝固性增高等情况,下肢深静脉最易形成血栓,血栓会阻塞血管,造成栓塞、DIC 等严重的后果。

栓子的运行途径一般与血流方向一致,最终栓塞于口径与其相当的血管内。最常见的是血栓栓塞。气体栓塞和羊水栓塞虽不多见,一旦发生,容易导致患者死亡。

梗死常见于动脉血栓形成、动脉栓塞、动脉痉挛和血管受压闭塞,贫血性梗死常发生在心、肾、脾和脑等器官,出血性梗死多见于肺和肠等。

(纪　萍)

 目标测试

一、名词解释

淤血　心力衰竭细胞　"槟榔肝"　血栓形成　栓塞　梗死

二、填空题

1. 出血按发生的机制不同分为_____、_____。

2. 血栓的类型有_____、_____、_____、_____。

3. 常见的栓塞有_____、_____、_____、_____。其中_____最为常见。

三、思考题

1. 淤血的常见原因及后果有哪些?

2. 血栓形成主要有哪些条件?血栓有哪些结局?

3. 试述淤血、血栓形成、栓塞和梗死的相互因果关系。

第四章 ｜ 炎 症

04章

04章 数字资源

学习目标

1. 掌握：炎症的概念、基本病理变化。
2. 熟悉：炎症的分类、病变特征及结局。
3. 了解：炎症的原因及临床表现。

炎症是疾病中最常见的病理过程，人类的许多常见疾病，如疖、痈、肝炎、肺炎、肠炎、各种传染病、创伤感染等都属于炎症。炎症时，机体出现的一系列变化，有利于局限、消除致炎因子，清除坏死组织，修复组织缺损，恢复器官功能。因此，炎症的本质是机体的一种防御性反应。但在一定条件下，炎症过程中发生的一些反应有时也会引起组织和细胞的损伤，给机体带来不同程度的危害。

 病例分析

患者，男，10岁，5天前受凉后出现发热、咽痛。检查：体温39℃，咽部充血，扁桃体Ⅱ度肿大，上有黄白脓点，覆以脓性分泌物，张口受限，吞咽困难，颈淋巴结肿大，压痛。实验室检查：白细胞总数 23×10^9/L，中性粒细胞96%。

请问：1. 患者为何会出现发热，咽部充血、疼痛，扁桃体化脓的表现？

2. 结合病例说说扁桃体Ⅱ度肿大、颈部淋巴结肿大的原因。

第一节　概念及原因

一、概　　念

炎症是具有血管系统的活体组织对各种致炎因子引起的损伤所发生的以防御为主的全身性病理过程。炎症局部组织的基本病理变化有变质、渗出和增生。临床局部表现为红、肿、热、痛和功能障碍，并伴有不同程度的全身反应，如发热、白细胞计数改变、单核巨噬细胞系统的细胞增生等。

二、原　　因

任何能够引起细胞和组织损伤的因素都可以成为炎症的原因，即致炎因子。常见的致炎因子有：

（一）生物性因子

生物性因子包括细菌、病毒、立克次体、支原体、真菌和寄生虫等。生物性因子是炎症最常见的原因，特别是细菌和病毒。

（二）物理性因子

物理性因子如高温、低温、放射线、紫外线、电击、切割、挤压等均可造成组织损伤引起炎症反应。

（三）化学性因子

外源性化学因子有强酸、强碱、强氧化剂、芥子气等；内源性化学因子有坏死组织分解产物和体内代谢产物的异常堆积，如尿素、尿酸等。

（四）异常免疫反应

机体免疫反应异常可造成组织损伤，引起炎症反应。如过敏性鼻炎、荨麻疹、肾小球肾炎、系统性红斑狼疮等。

第二节　基本病理变化

炎症局部组织的基本病理变化包括变质、渗出和增生。一般急性炎症或炎症早期以变质和渗出为主，慢性炎症及炎症后期以增生为主。变质为损伤性病理过程，而渗出和增生是以抗损伤和修复为主的病理过程。

一、变　　质

变质是指炎症局部组织发生的变性和坏死。

（一）形态变化

实质细胞常出现的变质性变化有细胞水肿、脂肪变性、凝固性坏死及液化性坏死等。间质细胞常出现的变质性变化有玻璃样变性、黏液样变性和纤维素样坏死等。

（二）代谢变化

1. 局部分解代谢增强　炎症病灶内糖、脂肪和蛋白质的分解代谢增强，组织耗氧量增加引起氧化不全所产生的酸性代谢产物在体内堆积，如乳酸、酮体等，使局部出现酸中毒。

2. 局部渗透压升高　组织崩解和大分子物质分解为小分子物质，可使局部渗透压升高，为局部血液循环障碍和炎症渗出提供了重要的条件。

（三）炎症介质形成和释放

炎症介质是指炎症过程中参与、介导炎症反应的化学因子。炎症介质生物活性作用强，种类多，可分为外源性（如细菌及其产物）和内源性（来源于细胞和血浆）两大类。主要炎症介质的生物学作用见表 4-1。

表 4-1　主要炎症介质及其作用

作用	主要炎症介质
血管扩张	组胺、缓激肽、前列腺素、一氧化氮（NO）
血管通透性增高	组胺、缓激肽、补体成分 3a（C3a）和补体成分 5a（C5a）、白细胞三烯
趋化作用	细胞因子、细菌产物、C5a、阳离子蛋白
发热	白细胞介素 -1（IL-1）、肿瘤坏死因子（TNF）、前列腺素
疼痛	缓激肽、前列腺素 E_2
组织损伤	氧自由基、溶酶体酶、一氧化氮（NO）

二、渗　　出

渗出是指炎症局部组织血管内的液体成分、纤维素等蛋白质和各种炎症细胞通过血管壁进入组织间隙、体腔、黏膜表面和体表的过程。渗出是炎症的重要标志，是消除病原因子和有害物质的重要环节。渗出主要包括血流动力学改变、血管通透性增加和液体渗出三个相互关联的过程。

（一）血流动力学改变

炎症过程中组织受损后很快发生血流动力学改变，表现为血流量和血管口径的变化。按以下顺序发生(图4-1):①细动脉短暂收缩,持续几秒钟时间,主要由神经反射引起。②血管扩张和血流加速,细动脉和毛细血管扩张,局部血流加快,血流量增多,导致局部动脉性充血,此时炎症区组织代谢增强,温度升高,呈鲜红色。③血流速度减慢,静脉端毛细血管和小静脉也随之扩张,血流逐渐减慢,导致静脉性充血。随之小静脉和毛细血管的通透性升高,使血液中富含蛋白质的液体渗出,导致血液浓缩和黏滞度增加,以致血流停滞。此时白细胞边集,与血管内皮细胞黏附,继之游出血管,进入炎症组织内。

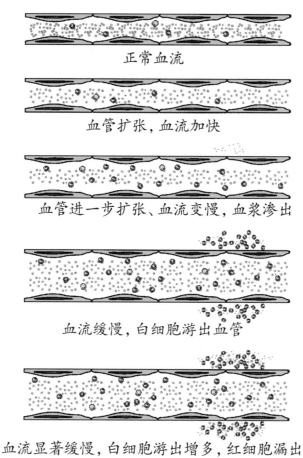

正常血流

血管扩张,血流加快

血管进一步扩张、血流变慢,血浆渗出

血流缓慢,白细胞游出血管

血流显著缓慢,白细胞游出增多,红细胞漏出

图 4-1　急性炎症血流动力学变化模式图

(二) 血管通透性增加

炎症过程中致炎因子、炎症介质等作用于内皮细胞(收缩、损伤)使血管通透性增高,血管中富含蛋白质的液体成分和细胞得以溢出,进入周围组织内,即液体渗出和细胞渗出。渗出液积聚在组织间隙称为炎性水肿,若聚集于体腔(胸腔、腹腔、心包腔等)则称为积液。

急性炎症时血管通透性增加是导致炎症局部组织血管内液体、蛋白和白细胞渗出的重要原因。引起血管通透性增加的机制见图4-2。

1. 内皮细胞收缩　在组胺、缓激肽、白细胞三烯等炎症介质作用下,内皮细胞迅速发生收缩,细胞之间间隙扩大,导致血管通透性增加。

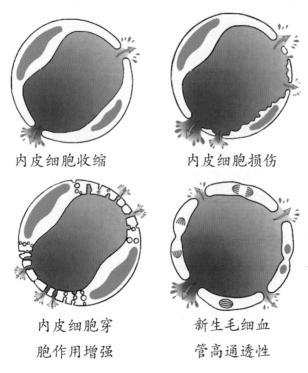

内皮细胞收缩　　　　　内皮细胞损伤

内皮细胞穿　　　　　新生毛细血
胞作用增强　　　　　管高通透性

图 4-2　血管通透性增加的四种机制示意图

2. 内皮细胞损伤　烧伤和化脓菌感染等严重损伤时，直接损伤内皮细胞，使之坏死脱落，导致血管通透性增加。

3. 内皮细胞穿胞作用增强　血管内皮细胞生长因子可引起内皮细胞穿胞通道数量增加和口径增大，使血管内富含蛋白质的液体通过穿胞通道穿越内皮细胞的穿胞作用能力提高。

4. 新生毛细血管高通透性　炎症修复新生的毛细血管内皮细胞连接不全，因而毛细血管具有强高通透性。

（三）液体渗出

炎症时渗出的液体称为渗出液，主要为水、盐类和蛋白质。渗出液的量和成分主要取决于血管通透性升高的程度。肝硬化、营养不良等原因也可使组织间隙或体腔内液体含量增多，此时增多的液体称为漏出液（表4-2）。

表 4-2　渗出液与漏出液的区别

	渗出液	漏出液
原因	炎症	非炎症
外观	浑浊	澄清
凝固性	易自凝	不自凝
蛋白量	>30g/L	<30g/L
比重	>1.018	<1.018
细胞数	>500×10^6/L	<100×10^6/L

渗出液对机体具有重要的防御作用，主要表现在四个方面：①渗出液可稀释局部毒素，减轻毒素对组织的损伤。②为局部带来营养物质，带走炎症区域内的有害物质。③渗出液中富含抗体、补体、溶菌物质，有利于杀灭病原体及中和毒素。④渗出物中的纤维素交织成网，可阻止病原微生物的扩散，有利于吞噬细胞的吞噬，纤维蛋白网还是炎症后期修复的支架。

若渗出液过多则会给机体带来不利影响,如压迫周围组织或阻塞器官,加重血液循环障碍或影响器官功能;纤维蛋白渗出过多不能完全溶解吸收,会发生机化,造成组织粘连、硬化。

(四)白细胞渗出

白细胞通过血管壁到达血管外的过程称为白细胞渗出。渗出的白细胞又称炎症细胞。渗出到血管外的白细胞,由于趋化性而进入炎区组织内的现象,称为炎症细胞浸润。白细胞的渗出和炎症细胞浸润是炎症反应的重要形态学特征。炎症细胞可以吞噬和降解细菌、免疫复合物及坏死组织碎片,在局部发挥防御作用。

1. 白细胞渗出和趋化　白细胞游出和聚集过程,包括白细胞边集和滚动、黏附和游出等阶段,并在趋化因子的作用下在组织中游走到达炎症病灶(图 4-3)。

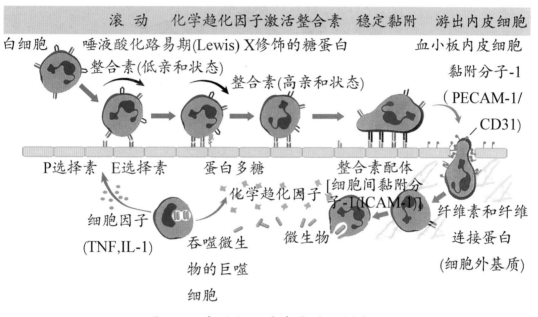

图 4-3　中性粒细胞渗出过程模式图

(1) 白细胞边集和滚动:随着血流速度减慢以致血流停滞的出现,微血管中的白细胞离开血流中轴,到达血管的边缘部,称为白细胞边集。此时,内皮细胞被细胞因子和其他炎症介质激活,并表达黏附分子,边集的白细胞与内皮细胞表面的黏附分子不断发生结合和分离,白细胞在内皮细胞表面翻滚,称为白细胞滚动。

(2) 白细胞黏附:白细胞与内皮细胞的黏附是通过白细胞表面的整合素与内皮细胞表达的配体介导的,通过一系列复杂的生物反应过程,使白细胞紧密黏附于内皮细胞表面。白细胞紧密黏附于内皮细胞表面是从血管中游出的前提。

(3) 白细胞游出:白细胞穿过血管壁进入周围组织的过程,称为白细胞游出。主要是由炎症病灶产生的化学趋化因子介导的,这些化学趋化因子作用于黏附在血管内皮的白细胞,刺激白细胞以阿米巴样运动的方式从内皮细胞连接处游出。

(4) 趋化作用:游出血管外的炎症细胞是通过趋化作用聚集到炎症病灶的。趋化作用是指炎细胞沿着化学物质的浓度梯度向着化学刺激物做定向移动。能吸引炎症细胞定向移动的化学刺激物称为趋化因子。

2. 白细胞在炎症局部的作用　游出的白细胞在炎症局部可发挥吞噬作用、免疫作用和组织损伤作用。

（1）吞噬作用：吞噬作用是指炎症灶内的白细胞对病原体和组织碎片进行识别和附着、吞入、杀伤和降解的过程（图4-4）。吞噬作用是炎症防御反应中最重要的环节。发挥吞噬作用的细胞主要为中性粒细胞和巨噬细胞。通过白细胞的吞噬作用，绝大多数病原体可以被杀灭和降解，但少数病原体，如结核杆菌可在白细胞内长期存活，当机体抵抗力降低时，这些细菌可以生长繁殖，并可随吞噬细胞的游走而在体内播散。

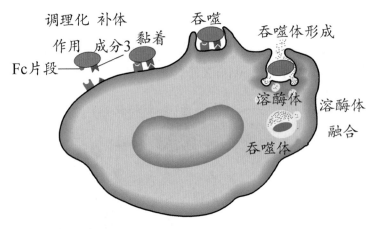

图4-4　吞噬过程示意图

（2）免疫作用：发挥免疫作用的细胞主要为淋巴细胞、单核细胞、浆细胞。抗原进入机体后，巨噬细胞将其吞噬处理，再把抗原递呈给T淋巴细胞和B淋巴细胞，免疫活化的淋巴细胞分别产生淋巴因子或抗体，从而发挥杀伤病原体的作用。

（3）吞噬作用和免疫作用的意义：白细胞的吞噬作用和免疫作用在机体抵抗病原体过程中起着极其重要的作用。任何能够影响其黏附、趋化、吞入、杀伤和降解的先天性或后天性的白细胞缺陷，都可造成白细胞的炎症防御反应功能障碍。

（4）组织损伤作用：白细胞在化学趋化、激活和吞噬过程中可向吞噬溶酶体内释放蛋白水解酶、化学介质和毒性氧自由基等。这些化学物质可引起内皮细胞和组织损伤，加重原始致炎因子的损伤作用并因此延长炎症过程。

3. 炎症细胞的种类、功能及临床意义　常见的炎症细胞有以下几种：

（1）中性粒细胞：中性粒细胞来自于血液，具有活跃的游走能力和较强的吞噬能力，可吞噬多种细菌、坏死组织碎片及抗原抗体复合物。中性粒细胞完成吞噬作用死亡后，释放出各种蛋白水解酶，能溶解坏死组织及纤维蛋白等。常见于急性炎症、炎症的早期及化脓性炎症。

（2）单核巨噬细胞：单核巨噬细胞既可来自于血液中的单核细胞，也可来自于局部组织细胞,具有较强大的吞噬能力,能吞噬中性粒细胞不能吞噬的病原体、异物及较大的坏死组织碎片。常出现于急性炎症后期、慢性炎症、非化脓性炎症、病毒感染和寄生虫感染等。

巨噬细胞在吞噬体积较大的物质时,常表现为不同的形态特征,可用细胞融合或胞核分裂的方式,形成多核巨细胞,如朗汉斯巨细胞和异物巨细胞。

(3) 嗜酸性粒细胞:嗜酸性粒细胞的运动能力弱,有一定的吞噬能力,常吞噬抗原抗体复合物。常见于寄生虫感染和某些变态反应性疾病。

(4) 淋巴细胞和浆细胞:淋巴细胞运动能力较弱,无吞噬能力,可分为 T 淋巴细胞和 B 淋巴细胞两类。致敏的 T 淋巴细胞释放多种淋巴因子,发挥细胞免疫作用。B 淋巴细胞在抗原的刺激下可转化为浆细胞,浆细胞能产生各种抗体,参与体液免疫反应。淋巴细胞和浆细胞多见于病毒感染和慢性炎症。在某些肿瘤间质也可见到淋巴细胞。

(5) 嗜碱性粒细胞和肥大细胞:这两种细胞胞质内均含有粗大的嗜碱性颗粒,当受到炎症刺激时,细胞脱颗粒,释放组胺、肝素等炎症介质,引起炎症反应。常见于变态反应性炎症。

三、增　　生

在致炎因子和组织崩解产物的刺激下,炎症局部细胞再生与增殖,称为炎症增生。增生的细胞主要有成纤维细胞、血管内皮细胞、上皮细胞及巨噬细胞等。炎症早期增生一般轻微,主要见于炎症后期和慢性炎症。炎性增生是一种防御反应,巨噬细胞增生具有吞噬病原体和消除异物的功能;肉芽组织增生有利于炎症局灶化和组织修复。但过度的增生,也会造成原有组织的破坏,影响器官的功能(如肝硬化)。

任何炎症都包括上述的变质、渗出和增生三种基本病变,三者既有区别,又互相联系、互相影响构成炎症的复杂过程。一般情况下,变质属于损伤过程,而渗出和增生属于抗损伤过程。

第三节　局部表现和全身反应

 病例分析

患者,男,20 岁,在运动中右踝关节扭伤。受伤部位明显红肿,颜色初为鲜红色,渐变为暗红色,局部发热。患者自觉疼痛难忍,行走受限。

请问:1. 该患者踝关节为什么会出现红肿、局部发热、疼痛和行走受限?

　　　2. 结合病例说说急性踝关节损伤的应急处理方法。

一、局 部 表 现

1. 红　炎症早期由于动脉性充血,血液内氧合血红蛋白增多,局部呈鲜红色;以后因静脉性充血,血流缓慢,还原血红蛋白增多,局部呈暗红色。

2. 肿　急性炎症由于局部充血和炎性水肿使局部肿胀;慢性炎症时局部组织细胞增生引起肿胀。

3. 热　指炎症局部组织的温度升高。由于动脉性充血,血流加快,血流量增多,局部组织代谢增强,产热增多所致。

4. 痛　炎症局部疼痛的原因有:①分解代谢增强,造成 H^+、K^+ 及前列腺素等增多刺激神经末梢。②炎症介质刺激。③局部肿胀,组织张力增高,压迫或牵拉神经末梢,引起疼痛。

5. 功能障碍　炎症局部组织和器官的功能障碍主要原因是:①实质细胞变性、坏死,代谢障碍。②渗出物压迫、阻塞。③局部疼痛。

二、全 身 反 应

（一）发热

发热多见于病原微生物引起的炎症。一定程度的发热有利于抗体形成和吞噬细胞的吞噬,肝解毒功能增强,从而提高机体的防御能力。但高热或持久的发热,可引起各系统、特别是中枢神经系统功能紊乱,从而给机体带来危害。临床上,若患者炎症病变严重,此时机体体温并不升高反而降低,提示机体抵抗力低下,患者预后不良。

（二）血中白细胞的变化

炎症时,造血系统受致炎因子等刺激,生成并释放白细胞增多,从而使外周血液中白细胞数量增多。白细胞计数增加是炎症反应的常见表现。各种感染引起的急性炎症,白细胞计数常可达 $(15\text{~}20) \times 10^9/L$,严重者可达 $30 \times 10^9/L$ 以上。一般情况下,细菌感染引起血中的中性粒细胞增加;寄生虫感染和过敏反应引起血中嗜酸性粒细胞增加;病毒感染或一些慢性炎症血中淋巴细胞增加。但某些病毒、立克次体、原虫和细菌(伤寒沙门菌)等感染或在患者抵抗力差及严重感染时,血中白细胞计数可无明显增多,甚至减少,这也表明患者预后较差。

外周血中白细胞增多的程度与机体的抵抗力和感染的严重程度有关。严重感染时,外周血中幼稚的中性粒细胞增多(超过 5%),此种现象称为白细胞核左移。机体抵抗力严重低下,感染严重时,白细胞增加不明显,甚至减少。临床上,进行白细胞计数和分类检查对于病因诊断及病情和预后的判断具有重要的意义。

(三) 单核巨噬细胞系统的增生

炎症病灶中的病原体、组织崩解产物,可经过淋巴管到达全身单核巨噬细胞系统,促使单核巨噬细胞系统的细胞增生,吞噬功能增强。临床表现为肝、脾、局部淋巴结肿大。

(四) 实质器官病变

较严重的炎症,由于病原微生物及其毒素、发热和血液循环障碍等因素作用,导致心、脑、肾、肝等器官的实质细胞发生变性、坏死和功能障碍,引起相应的临床表现。如病毒性肝炎引起的肝细胞变性、坏死和肝功能障碍。

 前沿知识

全身炎症反应综合征

全身炎症反应综合征(systemic inflammatory response syndrome,SIRS)的基本病理变化是机体内促炎 - 抗炎自稳失衡所致的、伴有免疫防御功能下降的、持续不受控制的炎症反应。SIRS 指的是由感染、烧伤、创伤、手术、胰腺炎以及缺血 - 再灌注等多种因素引起的一种全身性炎症反应。它不一定均由致病菌引起,许多非感染因素也可以引起 SIRS。SIRS 伴有严重感染时称之为脓毒症。经过多年的研究,人们已知内毒素是全身炎症反应的触发剂,其后有多种细胞因子参与 SIR 的最初启动。

第四节 分 类

 病例分析

患者,男,50 岁,因咳嗽、咳痰、发热 1 周入院,既往有右肺部感染病史。入院体检:X 线胸片检查时发现右肺上叶有一直径 3cm 的高密度阴影,边界较清,密度不甚均匀。给予抗感染治疗,症状基本控制。继而行剖胸探查术,术中见:肿块 2cm×3cm×3cm 大小,无包膜,与周围肺组织界限欠清楚。术后肿块病理切片所见:大量的纤维细胞增生及炎性细胞浸润,以单核、淋巴细胞为主,部分肺泡上皮及支气管上皮增生。

请问:该患者的肺部肿块最可能是什么病变? 为什么?

临床上根据病程长短和发病急缓,将炎症分为急性炎症、亚急性炎症和慢性炎症,以急性和慢性炎症最常见。亦可根据炎症病变部位和引起炎症的原因分类,如大叶性肺炎、病毒性肝炎等。根据炎症局部基本病理变化,分为变质性炎、渗出性炎和增生性炎三大类型。

一、急性炎症类型

急性炎症起病急,病程短,一般为数天至一个月,临床症状明显。病变以变质和渗出为主,而增生相对轻微。

(一) 变质性炎

变质性炎以组织细胞的变性、坏死为主,而渗出和增生的变化轻微。常见于心、肝、脑、肾等器官。多为重症感染和中毒所引起。如乙型脑炎、病毒性肝炎等。

(二) 渗出性炎

渗出性炎以渗出病变为主,炎症灶内有大量渗出物,而变质和增生变化轻微。多呈现急性经过。根据渗出物成分不同又可分为以下几种:

1. 浆液性炎 以浆液渗出为主,内含有血清,纤维蛋白,少量的中性粒细胞等。好发于皮肤、黏膜、浆膜及疏松结缔组织等处。如皮肤二度烧伤形成水疱,结核性胸膜炎导致胸膜腔积液。黏膜的浆液性炎又称浆液卡他性炎,如感冒初期的鼻黏膜炎症。浆液性炎一般较轻,易于吸收消退。但若渗出液过多,压迫器官,可影响功能。如胸腔和心包腔内有大量浆液时,可影响呼吸和心功能。

2. 纤维素性炎 以纤维蛋白原渗出为主,并在炎症灶内形成纤维素的炎症称纤维素性炎。是由于细菌毒素和各种内、外源性毒物导致血管壁损伤、通透性增加的结果。常发生于黏膜、浆膜(图4-5)和肺。黏膜纤维素性炎,渗出的纤维素、白细胞和坏死的黏膜上皮混合在一起,形成灰白色的膜状物,称为假膜(又称:伪膜),有假膜形成的纤维素性炎又称假膜性炎,如白喉、细菌性痢疾等。心包发生纤维素性炎时,由于心脏的搏动,使心外膜上的纤维素被拉成细丝状,形成无数绒毛状物,又有"绒毛心"之称。大叶性肺炎时,肺泡腔内有大量的纤维素渗出,渗出的纤维素吸收不良时可发生机化,导致肺肉质变。

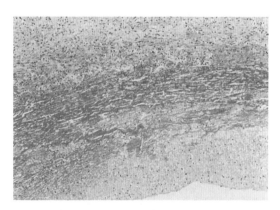

图4-5 纤维素性胸膜炎

3. 化脓性炎 以大量中性粒细胞渗出为主,并伴有不同程度的组织坏死和脓液形成的炎症称化脓性炎。多由葡萄球菌、链球菌等化脓菌感染引起。变性、坏死的中性粒细胞称为脓细胞。脓性渗出物称为脓液,脓液中除中性粒细胞和脓细胞外,还含有细菌、坏死组织和浆液。根据化脓性炎发生的原因和部位不同分为表面化脓和积脓、蜂窝织炎和脓肿。

（1）表面化脓和积脓：表面化脓和积脓是指发生在黏膜和浆膜的化脓性炎。此时中性粒细胞向黏膜表面渗出，深部组织的中性粒细胞浸润不明显。如化脓性尿道炎和化脓性支气管炎，渗出的脓液可沿尿道、支气管排出体外。当化脓性炎发生于浆膜、胆囊和输卵管时，脓液可在浆膜、胆囊和输卵管腔内积存，称为积脓。

（2）蜂窝织炎：指发生在疏松结缔组织的弥漫性化脓性炎症，常发生于皮肤、阑尾等部位。多由溶血性链球菌引起，因它能产生透明质酸酶和链激酶，能降解结缔组织中的透明质酸和纤维素，使细菌容易扩散，炎症波及范围广泛。镜下见中性粒细胞弥漫地浸润在组织间隙，病灶和正常组织分界不清（图4-6）。患者常有发热、血中白细胞增多等全身感染中毒症状。

（3）脓肿：指组织内局限性化脓性炎症。多由金黄色葡萄球菌感染引起，因其能产生血浆凝固酶，而使炎症局限。其主要特点是大量中性粒细胞崩解后释放出蛋白溶解酶，使坏死组织溶解、液化形成含有脓液的腔。脓肿周围常有肉芽组织增生包围形成脓肿膜，使其局限，如脑脓肿（图4-7）、肝脓肿。小的脓肿可被吸收消散，较大的脓肿则由于脓液过多，吸收困难，需要切开排脓或穿刺抽脓，而后由肉芽组织修复，形成瘢痕。疖是毛囊、皮脂腺及其附近组织所发生的脓肿，痈是多个疖的融集。

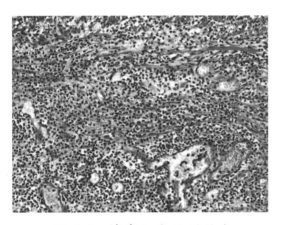

图 4-6 蜂窝织炎性阑尾炎

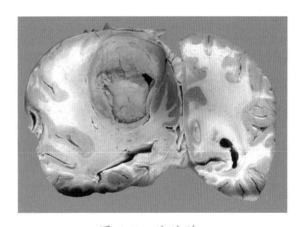

图 4-7 脑脓肿

深部脓肿如向体表或自然管道溃破形成只有一个开口的病理性盲管，称为窦道。深部脓肿如一端向体表穿破，另一端向自然管道穿破，形成连接体外与空腔器官之间或两个空腔器官之间的有两个以上开口的病理性管道，则称为瘘管。如肛门脓肿，可向皮肤穿破，形成窦道，也可既向皮肤穿破，又向肛管穿破，形成瘘管。

4. 出血性炎 当炎症灶内的血管壁损伤较重时，红细胞大量漏出，渗出物中含有大量的红细胞，形成出血性炎。常见于钩端螺旋体病、流行性出血热和鼠疫等传染病。

（三）增生性炎
增生性炎多属慢性炎症，但也有少数属于急性炎症的，如急性肾小球肾炎，伤寒等。

二、慢性炎症类型

慢性炎症起病缓慢,病程长,多在6个月以上,局部是以增生为主,而变质和渗出较轻。慢性炎症大多数是由急性炎症未能及时痊愈转变而来的,亦可无明显的急性炎症史。常见的有以下几种类型:

(一)一般慢性炎症

病变特点是病灶内除有肉芽组织增生及局部被覆上皮或腺上皮增生外,并有大量巨噬细胞、淋巴细胞和浆细胞浸润。黏膜发生慢性炎症时,局部黏膜上皮、腺上皮及肉芽组织过度增生,形成突出于黏膜表面的带蒂肿物称为炎症息肉。常见的有鼻息肉、子宫颈息肉和结肠息肉等。慢性炎症时局部组织的炎性增生,形成境界清楚的肿瘤样结节状团块,肉眼及X线观察均与肿瘤相似,称为炎性假瘤。常发生于肺和眼眶,其本质是炎性增生,需与真性肿瘤相区别。

(二)肉芽肿性炎

炎症局部以巨噬细胞及其演化的细胞增生为主,形成境界清楚的结节状病灶,称为炎性肉芽肿。炎性肉芽肿根据致炎因子不同,可分两类:

1. 感染性肉芽肿 由生物病原体感染引起,如结核杆菌、麻风杆菌、伤寒沙门菌、梅毒螺旋体、寄生虫等引起。形成特异性的细胞结节,如结核结节、伤寒结节等。

2. 异物性肉芽肿 由各种异物引起,如滑石粉、外科缝线、粉尘、寄生虫卵等,病变以异物为中心,周围有数量不等的巨噬细胞、异物巨细胞(图4-8)、成纤维细胞和淋巴细胞等形成的结节状病灶。

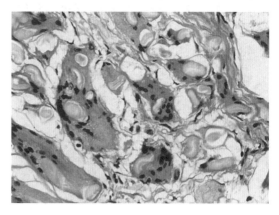

图4-8 异物性肉芽肿

第五节 结 局

一、痊 愈

多数炎症性疾病通过机体的抗损伤反应和适当治疗消除病因,渗出物及坏死组织被溶解吸收和清除,经再生而修复,称完全痊愈。如果炎症灶的范围较大,由肉芽组织修复,不能完全恢复原有组织的结构和功能称为不完全痊愈。

二、迁延不愈

致炎因子不能在短期内清除而在体内持续存在,可使炎症迁延反复,炎症也由急性转变为慢性。

三、蔓延扩散

在机体抵抗力低下或病原微生物毒力强、数量多的情况下,病原微生物可不断繁殖并通过不同的途径向周围组织、器官蔓延,或向全身扩散。

(一)局部蔓延

炎症局部的病原微生物可沿组织间隙或器官的自然管道向周围组织或器官扩散。如上呼吸道感染可引起支气管肺炎;肺结核沿支气管扩散,在肺的其他部位形成新的结核病灶。

(二)淋巴道扩散

炎症灶内的病原微生物可经组织间隙侵入淋巴管,随淋巴液扩散,引起淋巴管炎和局部淋巴结炎。如上肢感染可引起腋窝淋巴结炎,足部感染可引起下肢淋巴管炎及腹股沟处淋巴结炎。严重的淋巴道感染,病原微生物可进一步通过淋巴入血,引起血道扩散。

(三)血道扩散

炎症灶内病原微生物及其毒素或毒性代谢产物可直接侵入或随淋巴液回流入血,引起毒血症、菌血症、败血症和脓毒败血症。

1. 毒血症　细菌毒素或代谢产物被吸收入血。临床上出现寒战、高热等中毒症状,同时伴有心、肝、肾等实质细胞变性或坏死,严重时甚至出现中毒性休克。

2. 菌血症　少量细菌由局部病灶入血,但无全身中毒症状,从血液中可查到细菌,称为菌血症。

3. 败血症　细菌入血,并在血液中大量生长繁殖,产生大量毒素,称为败血症。临床上除了有上述毒血症的症状外,还常出现皮肤、黏膜的多发性出血斑点和脾及全身淋巴结肿大等。

4. 脓毒败血症　由化脓菌引起的败血症。此时除了有败血症的症状外,可在全身各脏器出现多发性脓肿。

本章小结

炎症是机体对致炎因子所发生的以防御为主的全身性病理过程。血管反应是炎症反应的中心环节。炎症的基本病理变化有变质、渗出和增生。一般急性炎症和炎症早期以变质和渗出为主,后期或慢性炎症则以增生为主。

临床局部表现为红、肿、热、痛和功能障碍,并伴有不同程度的全身反应,如发热、白细胞计数改变、单核巨噬细胞系统的细胞增生等。

根据病程长短分为急性炎症、亚急性炎症和慢性炎症;根据基本病理变化,分为变质性炎、渗出性炎和增生性炎三大类型。

炎症结局取决于致炎因子的强弱、机体的抵抗力等。当病原微生物致病力强、机体抵抗力差,炎症可以扩散,病原微生物经组织间隙或器官的自然管道进行局部蔓延,甚至通过血道扩散可引起毒血症、菌血症、败血症和脓毒血症。

(刘巧玲)

 目标测试

一、名词解释

炎症　渗出　假膜　脓肿　蜂窝织炎　窦道　瘘管　炎性息肉

二、填空题

1. ＿＿＿＿＿＿＿＿为最常见且最重要的致炎因子。

2. 炎症的渗出过程由＿＿＿＿＿、＿＿＿＿＿、＿＿＿＿＿构成。

3. 炎症局部表现包括＿＿＿＿＿、＿＿＿＿＿、＿＿＿＿＿、＿＿＿＿＿和＿＿＿＿＿。炎症的全身反应包括＿＿＿＿＿、＿＿＿＿＿、＿＿＿＿＿及＿＿＿＿＿。

4. 渗出性炎包括＿＿＿＿＿、＿＿＿＿＿、＿＿＿＿＿和＿＿＿＿＿。

5. 炎症的结局分为＿＿＿＿＿、＿＿＿＿＿、＿＿＿＿＿和＿＿＿＿＿。

三、思考题

1. 简述炎性渗出液对机体的利与弊。

2. 比较表面化脓和积脓、蜂窝织炎、脓肿的异同。

第五章 ｜ 肿 瘤

05章 数字资源

1. 掌握：肿瘤、异型性、癌、肉瘤、癌前病变、原位癌的概念；肿瘤的形态；肿瘤的生长、扩散；良、恶性肿瘤的区别；常见的癌前病变。
2. 熟悉：肿瘤对机体的影响；肿瘤的一般命名原则。
3. 了解：癌与肉瘤的区别；常见致瘤因素。

　　肿瘤是一类常见病、多发病。近年来，肿瘤的发病率逐年上升，据统计资料显示，恶性肿瘤的发病率和死亡率在我国大多数地区占第二位，仅次于心血管疾病，在某些国家和地区居首位，是危害人类健康最严重的疾病之一。因此，正确认识肿瘤的病理学基本知识，有利于早发现、早诊断、早治疗肿瘤，防治癌症，解除疾病痛苦，提高生命质量。目前发病率在前几位的恶性肿瘤是肺癌、肝癌、胃癌、食管癌、结直肠癌、子宫颈癌、乳腺癌、鼻咽癌。

第一节 概 念

 病例分析

　　患者，男，63岁，30余年吸烟史，每日20~30支，既往无结核病史。近半年来患者出现刺激性咳嗽，咳少量灰白色黏痰，间断见痰中带血丝，到医院进行抗炎治疗效果不明显，未进行进一步检查。近1个月来患者明显消瘦，体重减轻，食欲下降，精神萎靡，偶有咯血。X线胸片检查：右肺上叶后段有一3.2cm×4.3cm大小圆形阴影，边缘毛刺状，建议复查CT。

　　请问：1. 该患者最可能的诊断是什么？

　　　　　2. 如何进一步确诊？

肿瘤是机体在各种致瘤因子作用下,局部组织细胞异常增生而形成的新生物,常在局部形成肿块。肿瘤的形成,是机体在各种致瘤因素的影响下,局部细胞生长调控在基因水平上发生严重紊乱,出现异常增生的结果,如形成局部肿块可在 B 超、CT 等影像学检查中显示为占位性病变,但要与非肿瘤增生形成的肿块如炎性息肉、炎性假瘤作区别。肿瘤的异常增生与非肿瘤性增生有本质的不同。非肿瘤性增生见于生理状态下细胞更新和病理性的损伤修复等,通常符合机体的需要,并受机体控制,引起细胞增生的原因(病因)消除后增生停止,增生的组织细胞分化成熟。而肿瘤性增生则不同,表现为肿瘤细胞在致瘤因素作用下发生了基因水平的异常,即使去除致瘤因素,仍可持续生长,不受机体控制,肿瘤细胞生长旺盛,相对无限制生长。肿瘤增生的细胞分化不成熟,在形态结构和功能上,与正常细胞相比都有不同程度的异常,甚至停留在幼稚阶段。

 前沿知识

肿瘤相关的病理学检查

目前,临床上较为常用的病理学检查包括以下几种:

1. **活体组织检查**　即传统的用于确诊肿瘤性质和组织来源最可靠的方法。

2. **脱落细胞学检查**　可用于肿瘤的诊断、肿瘤的筛查等,如痰涂片检查协助诊断肺癌,阴道分泌物涂片检查协助诊断宫颈癌,也可由胸腹水涂片检查了解转移和复发情况。

3. **免疫组化检查**　协助肿瘤的病理诊断检查,利用抗原抗体的特异性结合反应检测组织中的肿瘤相关抗原。

4. **流式细胞术**　临床上近年来常用于肿瘤细胞 DNA 含量检测的新技术,即快速定量分析细胞。检测结果对恶性肿瘤的诊断、了解其恶性程度及生物学行为有重要意义。

第二节　基 本 特 征

一、肿瘤的一般形态与组织结构

(一) 肿瘤的大体形态

肿瘤的大体形态与肿瘤的性质、生长时间、发生部位等因素有关,包括形状、大小、颜色、质地、数目等,通过观察,有助于辨别肿瘤的良、恶性。

1. **形状**　取决于肿瘤的生长部位、生长方式和肿瘤性质,肿瘤的形态多种多样,如息肉状、乳头状、分叶状、蕈状、结节状、囊状、菜花状和溃疡状等(图 5-1,图 5-2)。

2. **大小**　与肿瘤性质、生长时间和生长部位有密切关系。肿瘤的体积大小悬殊,极

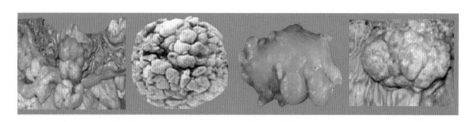

图 5-1　肿瘤的常见形状(1)

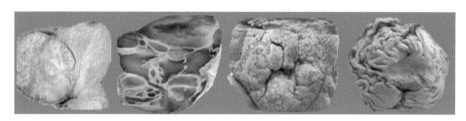

图 5-2　肿瘤的常见形状(2)

小的肿瘤,仅在显微镜下才能发现。有些肿瘤可重达数千克甚至数十千克,如卵巢囊腺瘤。恶性肿瘤因生长迅速,较早转移或危及患者生命,一般体积相对较小。

3. 颜色　与肿瘤的起源组织颜色相近似。如脂肪瘤呈黄色,纤维瘤呈灰白色,血管瘤呈红色,黑色素瘤呈棕褐色或黑色。当肿瘤发生继发性病变,如出血、坏死、感染等,可出现颜色掺杂,色彩斑驳。

4. 质地　与起源组织、肿瘤实质与间质的比例及继发性变化有关,各类肿瘤质地软硬不同。如平滑肌瘤、纤维瘤质韧,骨肿瘤质硬,脂肪瘤质软。肿瘤间质(纤维结缔组织)成分多或出现钙化质地较硬,而实质成分(肿瘤细胞)多或继发有出血、坏死、囊性变时质地较软。

5. 数目　多数肿瘤表现为单个肿物,呈单发瘤,如胃癌;少数肿瘤也可以呈多发瘤形式,如子宫的多发平滑肌瘤。有些肿瘤也可见数十个甚至上百个,如神经纤维瘤病。

(二)组织结构

肿瘤的组织结构在显微镜下表现为实质和间质两部分。对肿瘤组织结构的观察研究,是临床进行病理诊断的基础。

1. 肿瘤的实质　即肿瘤细胞,是肿瘤的主要成分,决定肿瘤的性质。一般多数肿瘤由一种实质细胞构成,如肝细胞癌、平滑肌瘤、胃腺癌等;少数肿瘤可见两种或两种以上实质细胞成分,如畸胎瘤、乳腺纤维腺瘤等。观察、辨别肿瘤实质细胞的形态特征,是病理诊断判断肿瘤性质及其组织来源的重要形态学依据。

2. 肿瘤的间质　主要由结缔组织和血管组成,不具备特异性,对肿瘤实质细胞起着支持和营养作用。肿瘤细胞能刺激肿瘤组织内血管生成,维持肿瘤的持续生长,若肿瘤生长过快,间质血管不足以供应营养支持,可发生局部坏死。间质中可有淋巴细胞等浸润,可能与机体对肿瘤组织的免疫反应有关,且临床实践表明,大量淋巴浸润的肿瘤,一般预后较好。

二、肿瘤的异型性

肿瘤组织在细胞形态和组织结构上都与其起源组织有不同程度的差异,这种差异称为异型性。异型性是肿瘤病理学诊断、鉴别良、恶性肿瘤的重要形态学依据。分化指机体细胞和组织由幼稚发育到成熟的过程,肿瘤组织的分化程度即肿瘤组织与正常组织之间的相似程度。异型性的大小可以用肿瘤组织的分化程度来表示。肿瘤分化程度高,表示它的细胞与起源组织相似程度高,异型性小,恶性程度低。反之,肿瘤分化程度低,表示它的细胞与起源组织相似程度低,异型性大,恶性程度高。肿瘤的异型性包括肿瘤细胞的异型性和肿瘤组织结构的异型性。

(一)肿瘤细胞的异型性

肿瘤细胞的异型性主要从细胞大小、形态及细胞核的大小、形态和染色等方面进行观察、鉴别。良性肿瘤细胞异型性小,恶性肿瘤细胞异型性较明显,与正常组织细胞差异较大,具体表现如下:

1. 肿瘤细胞的多形性 常较相应正常细胞大,且大小、形态不一,可出现瘤巨细胞。少数分化差或未分化的肿瘤,细胞幼稚,可体积较小,大小、形态也较一致。

2. 肿瘤细胞核的多形性 细胞核明显增大,且大小、形态差异很大,可出现多核、双核、巨核瘤细胞;核膜增厚,细胞核染色加深,核仁增大,数目增多;核分裂象多见,可见异常的病理性核分裂:多极性核分裂、不对称核分裂等(图 5-3)。

恶性肿瘤细胞具有上述肿瘤细胞的所有特点,特别是细胞核的多形性和病理性核分裂,对于诊断和鉴别恶性肿瘤具有重要的形态学意义。

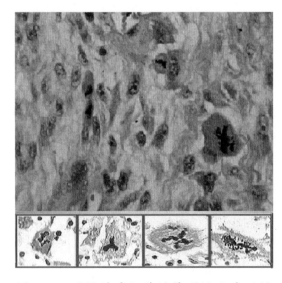

图 5-3 恶性肿瘤细胞的异型性及病理性核分裂象

(二)肿瘤组织结构的异型性

肿瘤组织结构的异型性是指肿瘤组织在空间排列方式上与其正常起源组织的差异。肿瘤的实质和间质细胞分布紊乱,失去正常组织的层次结构,如排列结构、层次、极向等。良性肿瘤的组织结构异型性小,恶性肿瘤的组织结构异型性明显。如腺癌细胞形成各种形态的腺样结构,甚至可无正常腺腔结构形成而呈实性细胞巢。

三、肿瘤的生长特点

（一）生长速度

肿瘤的生长速度与肿瘤的性质、血液供应情况及机体免疫反应有关。一般来说良性肿瘤生长速度慢，生长时间可数年甚至数十年；恶性肿瘤生长速度快，可在短期内形成明显肿块。若良性肿瘤生长速度突然加快，短期内体积迅速增大，通常考虑恶变、出血及囊性变等继发改变的可能。

前沿知识

肿瘤的生长与化学治疗

肿瘤的细胞动力学概念在化学治疗上有重要意义。目前几乎所有的化学治疗药物均针对复制期的细胞。因此，高生长分数的肿瘤对化学治疗十分敏感，效果很好（如恶性淋巴瘤），反之对治疗出现相对的耐药性，效果差。故临床治疗一般先用放射治疗或手术将肿瘤缩小，使残留的癌细胞从 G_0 期进入复制期后再进行化学治疗。

（二）生长方式

肿瘤的生长方式与肿瘤的性质、发生部位有关，主要有膨胀性生长、浸润性生长、外生性生长三种。

1. **膨胀性生长** 为多数良性肿瘤的生长方式。良性肿瘤生长缓慢，如被吹大的气球一般，体积增大挤压周围正常组织，多有完整纤

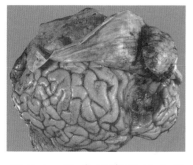

图 5-4 肿瘤的膨胀性生长

维包膜，与周围组织分界清（图 5-4）。临床上检查活动度好，手术易摘除，术后不易复发。

2. **浸润性生长** 为多数恶性肿瘤的生长方式。恶性肿瘤生长迅速，像树根一般侵袭、破坏周围组织，无完整包膜，与周围组织界限不清（图 5-5）。临床上检查较固定，活动度差，手术不易完全摘除，术后容易复发。

3. **外生性生长** 为体表、体腔及自然管道表面肿瘤的生长方式，常向表面生长，形成如乳头状、息肉状或菜花状肿物。

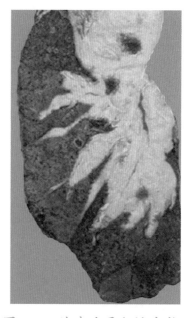

图 5-5 肿瘤的浸润性生长

良性肿瘤呈单纯外生性生长而不向内浸润,恶性肿瘤外生性生长,易发生坏死脱落,形成如火山口溃疡状,同时往往还向基底部浸润形成浸润性肿块。

四、肿瘤的扩散

肿瘤的扩散是恶性肿瘤最重要的生物学特征之一,也是最终导致患者死亡的主要原因。扩散方式有直接蔓延和转移两种。

(一)直接蔓延

直接蔓延指恶性肿瘤细胞沿组织间隙、血管、淋巴管或神经束膜,连续不断地侵入邻近组织器官继续生长。随着肿瘤的增长,直接侵袭破坏周围的组织器官,病灶亦不断扩大。如乳腺癌晚期可直接蔓延至胸大肌,宫颈癌前后蔓延至膀胱及直肠等。

(二)转移

转移指恶性肿瘤细胞从原发部位侵入血管、淋巴管或体腔,迁移到其他部位,继续生长,形成与原发性肿瘤性质相同的肿瘤的过程。通过转移形成的肿瘤称为转移性肿瘤,原发部位的肿瘤称原发性肿瘤。转移是恶性肿瘤的特征,是肿瘤术后复发、放射治疗和化学治疗失败的主要原因,但并非所有恶性肿瘤都会发生转移。肿瘤的转移途径主要有:

1. 淋巴道转移 为癌主要的转移方式。肿瘤细胞侵入淋巴管后,随淋巴液到达局部淋巴结,在淋巴结内生长形成转移性肿瘤(图 5-6)。淋巴结由近及远受累,可呈无痛性肿大,质地变硬,切面灰白。肿瘤细胞还可随淋巴引流转移到远处淋巴结,最后经胸导管进入血流,发生血道转移。如胃癌常转移至胃小弯旁淋巴结、胃底淋巴结、左锁骨上淋巴结等处。

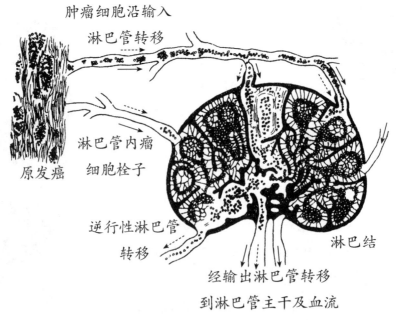

图 5-6 肿瘤的淋巴道转移模式图

2. **血道转移** 为肉瘤常见的转移方式。肿瘤细胞侵入血管后,随血流到达远处器官,继续生长形成转移性肿瘤(图5-7)。由于静脉壁薄且管内压力较低,肿瘤细胞多经静脉入血,转移途径常与血流方向一致,最常转移至肺和肝,表现为多个边界清楚的结节状病灶,多分布在器官表面,临床上常通过影像学检查判断有无血道转移(图5-8)。

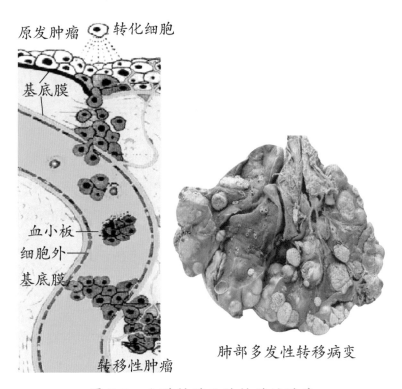

图 5-7 血道转移及肺转移性肿瘤

3. **种植性转移** 指体腔内器官的肿瘤累及浆膜时,肿瘤细胞脱落,种植于体腔内各脏器表面,继续生长形成转移性肿瘤。如胃癌穿破浆膜,可种植到大网膜、腹膜、腹腔脏器、盆腔器官,如种植在卵巢形成的卵巢克鲁肯贝格瘤(图5-9)。常伴有血性胸、腹水形成,临床上抽取积液做细胞学检查,可发现肿瘤细胞,可作为恶性肿瘤的病理诊断的重要依据之一。

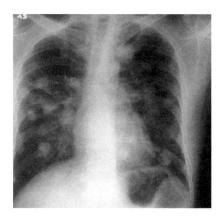

图 5-8 肺内的血道转移性肿瘤的 X 线片

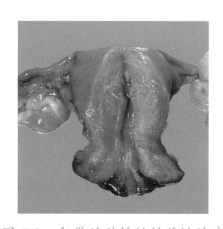

图 5-9 卵巢的种植性转移性肿瘤

五、肿瘤的复发

肿瘤的复发指肿瘤经过治疗后,残余的肿瘤细胞又生长繁殖,在原发部位重新长成与原发性肿瘤性质相同的肿瘤。一般来说,良性肿瘤有完整包膜,手术切除比较干净,较少复发,而绝大多数恶性肿瘤呈浸润性生长,手术后难以避免肿瘤残留,容易复发,但少数良性肿瘤亦可复发,如血管瘤等。

六、肿瘤的代谢特点

肿瘤组织的蛋白质与核酸的代谢能力较正常组织强,且合成代谢超过分解代谢,因此能夺取机体的营养合成肿瘤,肿瘤不断长大而机体严重消耗导致恶病质。

肿瘤组织酶的变化只有含量或活性改变,质无不同。不同肿瘤酶变化亦不同,如有同工酶或同工酶类升高,由此可用作肿瘤标记。

第三节　对机体的影响

肿瘤对机体的影响取决于肿瘤的性质、大小、生长部位等因素。

一、良性肿瘤对机体的影响

一般来说,良性肿瘤对机体影响较小,主要表现为对周围组织器官的压迫和阻塞,但症状的有无及严重程度与肿瘤生长部位和继发改变有关。如体表的皮下纤维瘤等,可无明显影响;颅内的脑膜瘤,占位肿物可压迫脑组织,致颅内压增高等神经系统症状,影响较大;卵巢囊腺瘤发生蒂扭转,瘤体坏死出血,则需急诊手术。

二、恶性肿瘤对机体的影响

恶性肿瘤对机体影响较大,除对周围组织器官有压迫和阻塞作用外,还浸润破坏周围组织器官,常引起坏死、出血、溃疡形成;合并感染引起发热;侵犯神经引发顽固性疼痛。晚期恶性肿瘤患者可发生恶病质,导致机体出现严重消瘦、贫血、虚弱和全身衰竭的状态(图5-10)。还可见副肿瘤综合征,即不能用肿瘤的直接蔓延或远处转移来解释的一些发生在肿瘤患者身上的病变和临床表现,可由肿瘤的产物或异常免疫等因素引起,表现为多系统、器官的异常,如内分泌、神经、消化、造血、骨关节、肾脏、皮肤等症状,若引起关注,可能及时发现肿瘤。

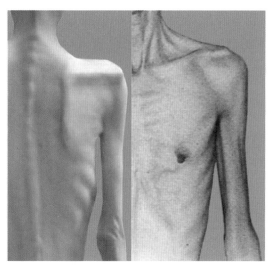

图 5-10　恶病质

第四节　良性肿瘤与恶性肿瘤的区别

由于肿瘤根据生物学行为及对机体的影响差别较大,正确鉴别和诊断良、恶性肿瘤,对临床诊断和判断预后有着重要意义。一般依据病理形态学改变结合肿瘤生物学行为区分肿瘤良、恶性。良、恶性肿瘤的主要区别见表 5-1。

表 5-1　良性肿瘤与恶性肿瘤的区别

项目	良性肿瘤	恶性肿瘤
分化程度	分化程度高,异型性小	分化程度低,异型性大
核分裂	少见	多见,可见病理性核分裂象
生长速度	较慢	较快
生长方式	膨胀性和外生性生长,前者常有包膜,边界清楚,可推动	浸润性和外生性生长,前者无包膜,边界不清,不易推动,后者伴有浸润性生长
转移	不转移	常有转移
复发	较少复发	较易复发
对机体影响	较小,主要为局部压迫、阻塞	较大,除压迫、阻塞外,还可破坏周围组织器官,引起坏死、出血、感染、发热、疼痛、恶病质和副肿瘤综合征等

同时,良、恶性肿瘤的区别又是相对的。如血管瘤为良性肿瘤,但呈浸润性生长,无包膜,术后易复发;基底细胞癌在局部缓慢生长,很少发生转移和复发。良、恶性肿瘤之间并无绝对界限,某些肿瘤的生物学特性介于良、恶性之间,称为交界性肿瘤,如卵巢浆液性交

界性肿瘤。有些交界性肿瘤有发展为恶性的倾向,则要采取积极的治疗措施。而有些病变,在临床表现和组织学上类似肿瘤,其本身不是真性肿瘤,称为瘤样病变,有些甚至容易被误认为是恶性肿瘤,应注意区分。

第五节 命名与分类

肿瘤几乎可发生于人体所有的组织器官中,种类繁多,正确了解其命名与分类,有助于了解肿瘤病理诊断名称的含义。

一、命 名 原 则

肿瘤的名称一般包含了肿瘤的组织来源、性质、发生部位、形态特点等内容。

(一)良性肿瘤的命名

各种组织来源的良性肿瘤,都统称为瘤。命名原则:"生长部位 + 起源组织 + 瘤",如皮下脂肪瘤、子宫平滑肌瘤。有时还结合肿瘤的形态特点来命名,如膀胱乳头状瘤、结肠息肉状腺瘤。

(二)恶性肿瘤的命名

恶性肿瘤的命名较复杂,根据组织来源不同,主要分为癌和肉瘤两类。平常所说的癌症,泛指所有的恶性肿瘤。

1. 癌 指来源于上皮组织的恶性肿瘤。命名原则:"生长部位 + 上皮组织 + 癌",如肺鳞状细胞癌、乳腺癌。有时还加上肉眼或显微镜下形态描述,如卵巢囊腺癌、胃印戒细胞癌等。有些肿瘤癌细胞无法判断组织来源,称未分化癌。

2. 肉瘤 指来源于间叶组织的恶性肿瘤。间叶组织包括纤维组织、脂肪、平滑肌、横纹肌、骨、软骨、脉管组织等。命名原则:"生长部位 + 间叶组织 + 肉瘤",如子宫平滑肌肉瘤、脂肪肉瘤、骨肉瘤等。癌与肉瘤的区别见表5-2。

表 5-2 癌与肉瘤的区别

项目	癌	肉瘤
起源组织	上皮组织	间叶组织
发病率	较常见,约为肉瘤的9倍,多见于40岁以上成人	较少见,多见于青少年
大体特点	质较硬、灰白色、较干燥	质软、灰红色、湿润、鱼肉状
镜下特点	癌细胞多形成癌巢,实质与间质分界清楚	肉瘤细胞多呈弥漫分布,实质与间质分界不清,间质内血管丰富

项目	癌	肉瘤
网状纤维	见于癌巢周围,癌细胞间多无网状纤维	肉瘤细胞间多有网状纤维
转移	主要经淋巴道	主要经血道

(三) 特殊命名

少数肿瘤的命名与上述原则不同。

1. 依习惯命名的肿瘤　如白血病、葡萄胎等。

2. 以人名命名的恶性肿瘤　如霍奇金淋巴瘤(Hodgkin lymphoma)、尤因肉瘤(Ewing sarcoma)等。

3. 以"瘤"命名的恶性肿瘤　如精原细胞瘤、黑色素瘤等。

4. 以"母细胞"命名的肿瘤　肿瘤细胞幼稚,类似于胚胎时期的母细胞。其中大多数为恶性肿瘤,如神经母细胞瘤、视网膜母细胞瘤、肾母细胞瘤;少数为良性肿瘤,如软骨母细胞瘤、肌母细胞瘤。

5. 在肿瘤前直接加上"恶性"命名　如恶性畸胎瘤、恶性淋巴瘤等。

二、肿瘤的分类

肿瘤的分类以其组织发生为依据,每一类又分为良、恶性两大类,详见表5-3。

表5-3　肿瘤分类表

组织来源	良性肿瘤	恶性肿瘤
上皮组织		
鳞状细胞	乳头状瘤	鳞状细胞癌
腺上皮	腺瘤	腺癌
尿路上皮	乳头状瘤	尿路上皮癌
基底细胞		基底细胞癌
间叶组织		
脂肪组织	脂肪瘤	脂肪肉瘤
纤维组织	纤维瘤	纤维肉瘤
横纹肌	横纹肌瘤	横纹肌肉瘤
平滑肌	平滑肌瘤	平滑肌肉瘤
血管	血管瘤	血管肉瘤
淋巴管	淋巴管瘤	淋巴管肉瘤

组织来源	良性肿瘤	恶性肿瘤
骨	骨瘤	骨肉瘤
软骨	软骨瘤	软骨肉瘤
滑膜	滑膜瘤	滑膜肉瘤
间皮	间皮瘤	恶性间皮瘤
淋巴造血组织		
淋巴细胞		恶性淋巴瘤
造血细胞		白血病
神经组织		
神经鞘膜细胞	神经鞘瘤	恶性神经鞘瘤
胶质细胞	胶质细胞瘤	恶性胶质细胞瘤
原始神经细胞		髓母细胞瘤
脑膜	脑膜瘤	恶性脑膜瘤
神经细胞	节神经细胞瘤	神经母细胞瘤
其他肿瘤		
黑色素细胞		恶性黑色素瘤
胎盘滋养叶细胞	葡萄胎	恶性葡萄胎,绒毛膜癌
生殖细胞		精原细胞瘤,无性细胞瘤
性腺或胚胎剩件中的全能细胞	畸胎瘤	恶性畸胎瘤

第六节　癌前病变、异型增生和原位癌

临床实践中发现,某些来源于上皮组织的疾病或病变,经过一定的发展阶段后有可能发展为恶性肿瘤。

一、癌 前 病 变

癌前病变指具有癌变潜能的某些良性病变或疾病。病变细胞增生活跃,可出现不同程度的异型性,若长期不愈,有可能发展为癌。临床上常见的癌前病变有纤维囊性乳腺病、大肠腺瘤、慢性萎缩性胃炎伴肠上皮化生、溃疡性结肠炎、黏膜白斑、皮肤慢性溃疡等。

二、异型增生

异型增生指增生的细胞出现异型性,但还不足够诊断为恶性。根据上皮受累的范围和异型性的程度,通常将上皮细胞的异型增生分为轻、中、重三级:

1. 轻度异型增生　累及上皮层的下 1/3,异型性较小。
2. 中度异型增生　累及上皮层的下 2/3。
3. 重度异型增生　累及上皮层的 2/3 以上,但未达到上皮全层,异型性大。

一般认为,轻度异型增生属于可恢复正常的病变,中、重度异型增生属于难逆转病变。目前用上皮内瘤变来描述上皮组织从异型增生到原位癌这一过程。

三、原 位 癌

原位癌指癌变的细胞仅局限于上皮层内,尚未突破基底膜向下浸润。临床上常见发生于子宫颈、膀胱、食管及皮肤的原位癌,乳腺小叶原位癌等。原位癌一般无明显临床表现,多在体检时发现,若能及时发现并治疗,可以完全治愈,阻止其发展为浸润性癌而影响患者的治疗与预后。

第七节　病因与发病机制

一、肿瘤的病因

肿瘤是在环境致瘤因素和机体内在因素等多种病因共同作用下,在基因水平上发生改变的结果,其原因复杂。

(一)环境致瘤因素

1. 化学因素　是最主要的致瘤因素。目前认为,化学致癌物是引起癌症的主要原因,广泛存在于人类所处的环境中。常见的化学致癌物质有:

(1) 多环芳烃类:存在于石油、工厂排放的煤烟废气、烟草烟雾、熏烤食物中,这些致癌物在体内代谢活化即可致癌。如肺癌与吸烟和大气污染有密切关系;食用烟熏和烧烤的鱼、肉等与胃癌发生有关。

(2) 芳香胺类及氨基偶氮染料:存在于染料、油漆、指甲油、染发剂、橡胶、塑料、皮革制品等,与膀胱癌、白血病有关。

(3) 亚硝胺类:肉类食品的保存剂和着色剂、新腌制的蔬菜与肉制品、变质的蔬菜中均含有较多的亚硝酸盐,在机体内经羟化作用活化后具有致癌作用,与肝癌、胃癌、食管癌、肺癌、鼻咽癌等有关。

（4）黄曲霉毒素：主要存在于霉变食品中，特别是霉变的花生、玉米及其他谷类中，可诱发肝细胞癌。

2. 物理因素　物理性致癌因素主要包括紫外线、电离辐射（X线、γ射线、放射性核素）、热辐射、异物等，与皮肤癌、白血病等发生有关。

3. 生物因素　生物性致癌因素主要与病毒有关：如EB病毒（EBV）与鼻咽癌、伯基特淋巴瘤有关；人类乳头状瘤病毒（HPV）与宫颈癌、外阴癌有关；乙肝病毒（HBV）、丙肝病毒（HCV）与肝细胞癌有关。其他生物性因子如幽门螺杆菌感染与胃癌的发生有密切关系。

（二）机体内在因素

机体内在因素主要是遗传与免疫在肿瘤的发生中起了重要作用，内因与外因相互作用，决定了肿瘤的发生与发展。

1. 遗传因素　遗传因素在一些肿瘤的发生中起重要作用，呈现家族聚集现象，如视网膜母细胞瘤、乳腺癌、腺瘤性息肉病、胃肠癌等。

2. 免疫因素　临床实践证明，肿瘤的发生、发展、疗效和预后与机体的免疫状态呈正相关。机体免疫系统对肿瘤细胞有杀伤作用，免疫功能不足或低下时，肿瘤的发病率明显增加，如获得性免疫缺陷综合征（AIDS）患者免疫缺陷，恶性肿瘤的发生率明显增高。

3. 其他因素　肿瘤的发生还与种族、年龄、性别和激素等因素有关。某些肿瘤的发生有年龄分布特征，如儿童肾母细胞瘤等常见，青年人骨肉瘤的发病率高，中老年人癌多见；在性别上也有很大的差异，如肺癌、肝癌、胃癌、鼻咽癌等则以男性多见，生殖器官、乳腺、胆囊等的肿瘤在女性发病率明显高于男性。以上差异可能与激素、遗传、职业、习惯、环境及免疫状态均有一定关系。

二、肿瘤的发生机制

目前认为，肿瘤的形成是一个复杂的过程，是基因水平上细胞生长与增殖的调控发生异常的结果，是正常组织细胞在外界致瘤因素作用下，癌基因的激活以及抑癌基因的抑制，致使细胞生长和分化失去控制而发生恶变。可能导致细胞癌变的途径包括：基因突变，即细胞基因组中的DNA结构发生异常改变；基因表达异常；癌基因的激活以及抑癌基因的抑制；机体的免疫监视功能丧失。

本章小结

　　肿瘤是细胞异常增生形成的新生物，常表现为局部肿块。肿瘤与正常起源组织细胞相比具有异型性，异型性小，分化程度高，恶性程度低；异型性大，分化程度低，恶性程度高。异型性是判断肿瘤良、恶性的重要形态学标志。

肿瘤的生长方式有膨胀性生长、浸润性生长和外生性生长。肿瘤的扩散是恶性肿瘤最重要的生物学特征之一,也是最终导致患者死亡的主要原因。扩散方式有直接蔓延和转移,转移的主要途径有淋巴道转移、血道转移和种植性转移。

　　良性肿瘤对机体影响较小,恶性肿瘤影响较严重,甚至并发恶病质造成患者死亡,正确区分肿瘤的良、恶性,对肿瘤的诊断、治疗、预后有重要的临床意义。临床上主要通过病理学活体组织检查来判断肿瘤的性质和种类。

(樊　欣)

目标测试

一、名词解释

肿瘤　异型性　转移　癌前病变　原位癌

二、填空题

1. 异型性反映肿瘤组织的_____程度,异型性越大,_____越低,_____越高。

2. 肿瘤的生长方式有_____、_____和_____三种。

3. 常见的肿瘤转移途径有_____、_____和_____三种。

4. 来源于上皮组织的恶性肿瘤称为_____,来源于间叶组织的恶性肿瘤称为_____。

三、思考题

1. 如何鉴别良、恶性肿瘤?

2. 试比较癌与肉瘤的区别。

第六章 | 心血管系统常见疾病

06章 数字资源

心血管系统包括心脏、动脉、微循环和静脉,它是维持血液循环、血液和组织间物质交换及传递体液信息的结构基础。心血管系统疾病是对人类健康与生命构成威胁最大的一组疾病。本章主要介绍动脉粥样硬化、良性高血压和风湿病。

第一节 动脉粥样硬化

 病例分析

患者,女,62岁。现病史:4年前开始发生左下肢间歇性跛行,足背动脉搏动消失。既往史:高血压病6年。查体:体温36.5℃,脉搏80次/min,血压140/90mmHg,左下肢皮温明显减低,左下肢肌肉松弛,左足无汗毛,未见汗毛滋长,第3足趾末端有一约黄豆粒大小的皮肤坏死、溃烂,有脓性分泌物。诊断:闭塞性动脉硬化3期1级。

请问:该患者受损动脉的病理变化是怎样的?

动脉粥样硬化是指发生于大、中动脉血管壁内膜的病变,由于血浆中脂类物质在血管壁内膜中过量沉积,引起内膜灶性纤维化,粥样斑块形成,导致管壁增厚变硬、管腔狭窄。

动脉粥样硬化是心血管系统最常见的疾病之一,对人类健康有严重危害。

一、病因及发病机制

动脉粥样硬化的确切病因和发病机制尚未完全清楚,下列因素被视为危险因素:

(一)血脂异常

流行病学调查证明,大多数动脉粥样硬化患者血中胆固醇水平比正常人高,而且动脉粥样硬化的严重程度与血浆胆固醇水平呈正相关。血中甘油三酯水平持续升高与动脉粥样硬化密切相关,血浆低密度脂蛋白、极低密度脂蛋白水平的持续升高和高密度脂蛋白水平降低是动脉粥样硬化发病的危险因素。研究表明,高浓度的血浆低密度脂蛋白可损伤血管内皮,使血浆脂质流入内膜量增多,低密度脂蛋白大量进入内膜后被氧化,巨噬细胞将其吞噬后会转变为泡沫细胞;高密度脂蛋白可竞争性抑制低密度脂蛋白与内皮细胞结合,并能将内膜中胆固醇转运至肝脏加以清除。

(二)高血压

高血压患者动脉血管壁长期受到较高压力的压迫和冲击,内皮易受损伤,对脂质的通透性增强,且中膜易发生致密化,低密度脂蛋白运出受阻。

(三)吸烟

吸烟时血中 CO 浓度升高,损伤血管内皮,吸烟时血中低密度脂蛋白易被氧化,导致血管内皮损伤,氧化的低密度脂蛋白进入内膜。

(四)遗传因素

调查表明,动脉粥样硬化的发病具有家族聚集倾向,原发性高脂血症可由某一基因的突变直接引起。

(五)其他因素

1. 年龄　据统计,动脉粥样硬化的发病率随年龄的增加而升高。
2. 性别　绝经期前,女性发生率显著低于男性,绝经期后,这种差异消失。
3. 肥胖　肥胖者易发生高脂血症、高血压、糖尿病等,容易导致动脉粥样硬化。

 前沿知识

血 管 内 皮

血管内皮不仅是血液与内皮下组织的屏障,还具有内分泌功能。当血管内皮功能障碍时,会引起一系列的病理生理反应,导致动脉粥样硬化。在内皮功能障碍向动脉粥样硬化演变的过程中,血管紧张素Ⅱ和氧化型低密度脂蛋白起重要作用。内皮细胞损伤时,机体自身的修复机制发挥作用,相关药物可改善内皮功能,稳定动脉粥样硬化,改善预后。内皮细胞功能的评估对临床和科研具有指导意义,其价值越来越受到重视。

二、基本病理变化

动脉粥样硬化的病理变化一般分为四期：

（一）脂纹期

肉眼观察：点状或条纹状黄色不隆起或微隆起于内膜的病灶。镜下观察：病变处内膜中有大量圆形或椭圆形泡沫细胞聚集，泡沫细胞体积大，呈圆形或椭圆形，HE 染色胞质中有大量空泡（图 6-1）。

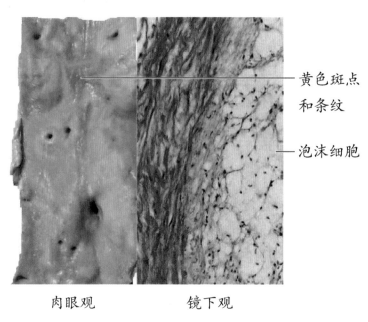

肉眼观　　　　　　镜下观

—黄色斑点
　和条纹

—泡沫细胞

图 6-1　动脉粥样硬化（脂纹期）

（二）纤维斑块期

纤维斑块由脂纹发展而来。肉眼观察：内膜面散在不规则隆起的斑块，颜色初为淡黄或灰黄，逐渐变为瓷白色，略带光泽，似蜡滴状；切面黄色的脂质被埋于深层（图 6-2）。镜下观察：病灶表层为大量胶原纤维、平滑肌细胞、少数弹力纤维和蛋白聚糖形成的纤维帽，其中胶原纤维可发生玻璃样变性；纤维帽下方可见数量不等的泡沫细胞、中膜平滑肌细胞、细胞外基质和炎症细胞。

（三）粥样斑块期

粥样斑块由纤维斑块深层的组织坏死而来，是动脉粥样硬化的典型病变。肉眼观察：内膜可见灰黄色斑块向内膜表面隆起，切面见斑块表层为白色质硬组织，深层为黄色粥样物质，向深部压迫中膜。镜下观察：斑块表层为纤维帽，深层可见大量无定形的坏死崩解产物、胆固醇结晶（HE 染色片中为针状空隙）和钙盐沉积，斑块底部和边缘出现肉芽组织。动脉中膜平滑肌细胞萎缩，中膜变薄（图 6-3）。

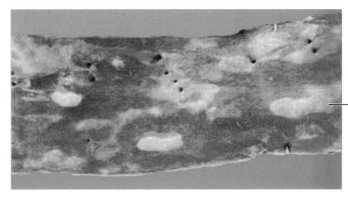

图 6-2　主动脉粥样硬化(纤维斑块期)

内膜表面散
在隆起的淡
黄色斑块

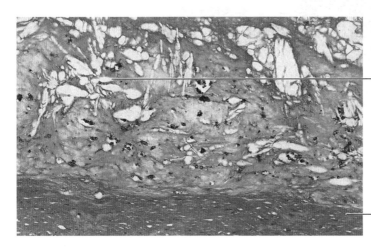

胆固醇结晶

中膜平滑肌萎缩,弹
力纤维被破坏、变薄

图 6-3　动脉粥样硬化(粥样斑块期)

(四)继发性复合病变期

继发性复合病变是在纤维斑块和粥样斑块基础上继发的病变,常见的有:

1. 斑块内出血　斑块内新生的血管破裂,血液流入斑块内,形成斑块内血肿,甚至使管径较小的动脉腔完全闭塞(图 6-4)。

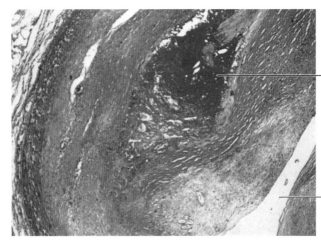

斑块内血管破
裂,形成血肿

血管管腔进一步
狭窄

图 6-4　斑块内出血

2. 斑块破裂　斑块表面的纤维帽破裂,粥样物自裂口流入血液,局部形成溃疡。

3. 血栓形成　病灶处的内皮损伤和溃疡的形成,促进血栓形成,若脱落可致栓塞。

4. 钙化　在纤维帽下粥样坏死物中可见钙盐沉积,使动脉壁变硬、变脆。

5. 动脉瘤　由于病灶下方中膜萎缩、弹性下降,在血管内压力作用下,动脉壁局部向外膨出,形成动脉瘤(图 6-5),破裂可致大出血。

6. 血管腔狭窄　中动脉因粥样斑块导致管腔狭窄,引起所供区域血流减少,致相应器官发生缺血性的改变。

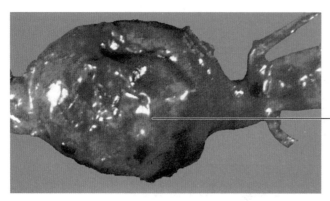

图 6-5　腹主动脉瘤

三、冠状动脉粥样硬化及冠状动脉粥样硬化性心脏病

(一)冠状动脉粥样硬化

冠状动脉粥样硬化最常见于左冠状动脉前降支,其余依次为右主干、左主干或左旋支、后降支。切面可见斑块多呈新月形,使管腔呈偏心性狭窄。根据管腔狭窄程度分为四级:Ⅰ级,≤25%;Ⅱ级,26%~50%;Ⅲ级(图 6-6),51%~75%;Ⅳ级,≥76%(图 6-7)。

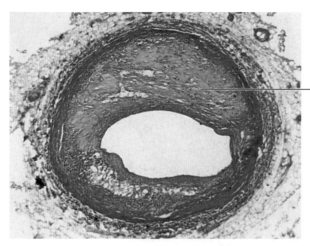

图 6-6　冠状动脉粥样硬化(Ⅲ级)

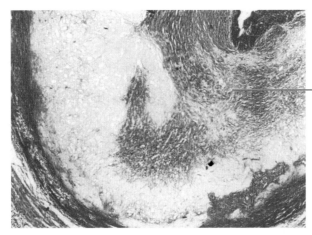

图 6-7　冠状动脉粥样硬化（Ⅳ级）

管壁高度增厚，管腔几乎闭塞

（二）冠状动脉粥样硬化性心脏病

冠状动脉粥样硬化性心脏病，简称冠心病，是由冠状动脉狭窄所致心肌缺血的心脏病。其中冠状动脉粥样硬化占冠状动脉病的绝大多数，是冠心病最常见的原因。冠心病在临床表现为以下几种类型：

1. 心绞痛　心绞痛是由于心肌急剧的暂时性缺血、缺氧所造成的一种常见的临床综合征。心绞痛是由于心肌耗氧量暂时增加，超出了已经狭窄的冠状动脉所能提供的氧而发生。临床表现为阵发性心前区疼痛或压迫感，可放射至心前区或左上肢，持续数分钟，用硝酸酯制剂或稍休息后症状可缓解。

2. 心肌梗死　心肌梗死是由于冠状动脉供血中断，供血区持续缺血而导致的较大范围的心肌坏死。临床上有剧烈而较持久的胸骨后疼痛，用硝酸酯制剂或休息后不能完全缓解，可并发心律失常、心力衰竭或休克等。

（1）病理变化：心肌梗死是贫血性梗死。一般在梗死 6 小时后肉眼才能辨认，呈苍白色，8~9 小时后呈土黄色，梗死灶外周出现充血出血带，边缘区出现肉芽组织，3 周后肉芽组织开始机化，逐渐形成瘢痕组织（图 6-8）。镜下观察：病变早期心肌细胞发生核碎裂、核

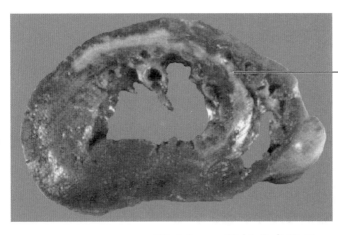

左心室前壁及室间隔前2/3的梗死区被灰白色瘢痕组织代替

图 6-8　心肌梗死肉眼观

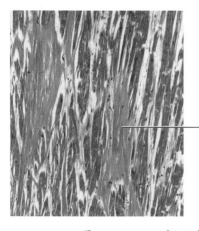

—— 梗死灶机化,逐渐形成瘢痕

图 6-9 心肌梗死镜下观

溶解,间质水肿,少量中性粒细胞浸润（图 6-9）。

（2）生化改变：心肌细胞受损后，肌红蛋白逸出入血，在心肌梗死 6~12 小时内出现峰值。心肌细胞坏死后，细胞内的谷草转氨酶（GOT）、谷丙转氨酶（GPT）、肌酸磷酸激酶（CPK）和乳酸脱氢酶（LDH）释放入血，引起相应酶在血中浓度升高。一般在心肌梗死 24 小时后血清浓度达最高值。其中 CPK 值的测定对心肌梗死具有临床诊断意义。

（3）并发症

1）心力衰竭：梗死的心肌收缩力丧失，可致左心、右心或全心衰竭。

2）心脏破裂：坏死的心肌细胞被中性粒细胞、单核细胞释放的大量蛋白水解酶溶解所致。左心室前壁梗死灶破裂，心室内血液涌入心包腔，发生急性心脏压塞，患者迅速死亡。室间隔处梗死灶破裂，左心室血液流入右心室，发生急性右心室功能不全。

3）室壁瘤：梗死心肌或形成的瘢痕组织在心室内压力作用下局限性向外膨隆。

4）附壁血栓形成：心内膜受损或室壁瘤形成处的血液形成涡流等引起。

5）心源性休克：心肌梗死面积 >40% 时，心肌收缩力极度减弱，心输出量显著下降而引起心源性休克。

6）心律失常：由于心肌梗死累及传导系统所致。

3. 心肌纤维化　心肌纤维化是由于中、重度的冠状动脉粥样硬化性狭窄引起心肌持续性和 / 或反复加重的缺血、缺氧导致的。

4. 冠状动脉性猝死　猝死是指自然发生的、出乎意料的突然死亡。冠状动脉性猝死，是由冠状动脉粥样硬化基础上的继发性病变引起，由心肌急性缺血所致。

第二节　良性高血压

　病例分析

　　患者，男，50 岁，间断性头晕、头胀 10 年，加重伴视物模糊 2 天。5 年前患者因头晕测血压 150/100mmHg，服药后血压正常，自行停药。此后症状常在劳累、失眠、情绪激动后出现，血压波动于（140~170）/（95~110）mmHg，患者不规则服用降压药。2 天前患者头晕、头胀加重，伴视物模糊，服药后症状缓解不满意。

　　请问：结合病例，分析患者出现的临床表现与高血压有关系吗？

高血压是指体循环动脉血压持续升高,可导致心、脑、肾和血管改变的最常见的一种临床综合征。根据世界卫生组织(WHO)的统一标准:成年人在静息状态下,若血压持续为收缩压≥140mmHg(18.7kPa)和/或舒张压≥90mmHg(12.0kPa)即可诊断为高血压。高血压可分为原发性高血压和继发性高血压。原发性高血压又称高血压病,是一种原因未明的、以体循环动脉血压升高为主的全身性独立性疾病,占90%~95%;继发性高血压是指患有某些疾病时出现的血压升高,如慢性肾小球肾炎、妊娠高血压综合征、肾上腺肿瘤等,占5%~10%。原发性高血压又分为良性(缓进型)高血压和恶性(急进型)高血压,良性高血压较多见,占95%,多见于中老年人,起病隐匿,进展慢,病程长,可达十余年或数十年;恶性高血压较少见,多见于青壮年,起病急,进展快,预后差。本节主要讨论良性高血压。

一、病因及发病机制

良性高血压的病因和发病机制尚未完全阐明,目前认为是受遗传、环境、饮食等多种因素相互综合作用所致。

(一)遗传因素

约75%的原发性高血压患者具有遗传因素,患者有家族史。

(二)精神心理因素

长期精神紧张、忧虑、压抑、恐惧等心理作用可使大脑皮质功能失调,失去对皮层下血管舒缩中枢的调控能力,引起血管舒缩中枢产生持久的以收缩为主的兴奋,这可引起全身细小动脉痉挛,增加外周血管的阻力,使血压升高。

(三)神经内分泌因素

长期过度的精神因素使交感神经缩血管作用增强,肾血流减少,肾小球旁细胞分泌肾素增加,导致肾素-血管紧张素系统兴奋性增强,引起细小动脉收缩,外周血管阻力升高及水、钠潴留,使血压升高。

(四)高钠饮食因素

高钠的摄入和潴留一方面增加了血容量,另一方面可增加动脉壁的平滑肌对肾上腺素、血管紧张素等缩血管物质的敏感性,从而使血压升高。

(五)其他因素

高血压的发生还与吸烟、饮酒、肥胖、内分泌紊乱等有关。

二、病理变化及病理临床联系

良性高血压又称为缓进型高血压,多见于中老年人,病程长,可达十余年或数十年。

病变特征是全身细小动脉硬化,按病变发展进程可分为三期。

（一）功能紊乱期

高血压早期阶段,其特点是全身细小动脉间歇性痉挛收缩,血压升高呈波动状态,心、肾、脑等器官无器质性病变。患者偶有头痛、头晕,适当的休息、治疗可以痊愈。

（二）动脉系统病变期（血管病变期）

1. 细动脉硬化　主要表现为肾入球动脉、脾中央动脉和视网膜动脉的玻璃样变（图6-10）。这是由于细动脉长期痉挛,管壁缺血、缺氧,内皮细胞间隙扩大,使血浆蛋白渗入内皮下;同时,内皮细胞及平滑肌细胞分泌细胞外基质增多,继而平滑肌细胞因缺氧发生凋亡,动脉壁逐渐被血浆蛋白和细胞外基质所代替,导致细动脉壁增厚,管腔缩小甚至闭塞。毛细血管面积减少,血管外周阻力增加。

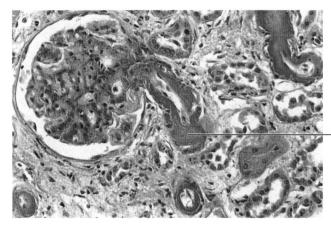

肾入球动脉管壁增厚呈红染均质状,管腔狭窄

图6-10　高血压之肾入球小动脉玻璃样变

2. 小动脉硬化　主要病变是肾小叶间动脉、弓形动脉及脑的小动脉内膜胶原纤维及弹力纤维增生,中膜平滑肌细胞有不同程度的增生和肥大,并伴有胶原纤维及弹力纤维增生,使管壁增厚、管腔狭窄。

3. 大动脉硬化　粥样硬化主要发生在主动脉及其主要分支。

（三）器官病变期

1. 心脏　由于血压升高,外周血管阻力增大,心脏负荷增加,左心室代偿性肥大。肉眼观察:心脏体积增大,重量增加,可达400g（正常约250g）以上,左心室壁增厚,可达1.5~2cm（正常小于或等于1cm）,乳头肌和肉柱增粗变圆,但心腔不扩张,称为向心性肥大（图6-11）。失代偿后,心腔扩张,称离心性肥大。镜下观察:心肌细胞增粗、变长,细胞核大、深染（图6-12）。病理临床联系:高血压引起的心脏病,称为高血压性心脏病。临床上,可有心悸,心电图显示有左心室肥大和心肌劳损,严重者出现心力衰竭,当出现心力衰竭时则预后不良。

2. 脑　高血压时,由于脑的细小动脉痉挛和硬化,患者脑部病变主要有三种:

（1）脑水肿:由于细小动脉硬化和痉挛,毛细血管通透性增加,发生脑水肿。临床上可

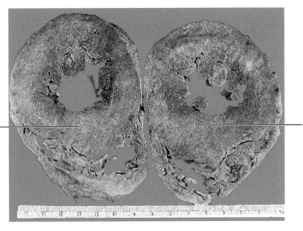

左心室壁正常,心腔相对较大

左心室壁增厚,乳头肌显著增粗,心腔相对较小

图 6-11　原发性高血压左心室肥大肉眼观

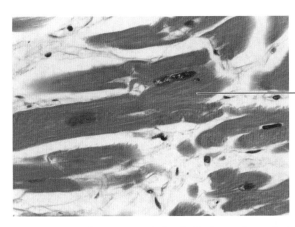

心肌细胞变粗,核呈圆形或椭圆形

图 6-12　原发性高血压左心室肥大镜下观

出现头痛、头晕、呕吐、视物模糊和暂时性意识障碍等表现,称为高血压脑病。严重时可有高血压危象,此时除脑水肿外,还可出现出血、软化,甚至死亡。

(2) 脑软化:由于脑的细小动脉硬化和痉挛,供血区脑组织缺血而发生多数微小坏死灶。

(3) 脑出血:是高血压病最严重且致命性并发症。常发生于基底节、内囊,其次为大脑白质。因为供应该区域的豆纹动脉和大脑中动脉呈直角分支,直接受到大脑中动脉压力较高的血流冲击和牵引,易致豆纹动脉破裂出血;同时由于脑的细小动脉硬化变脆,血管壁弹性下降,形成小动脉瘤和微小动脉瘤,当血压突然升高时易引起破裂出血。出血常为大片状,其区域脑组织完全破坏,形成充满血液(血凝块)和坏死脑组织的囊性病灶(图6-13)。临床表现有对侧肢体偏瘫和感觉消失(内囊出血)、失语(左侧脑出血)等。

3. 肾　由于高血压时细小动脉硬化、管壁增厚、管腔狭窄,导致肾小球缺血,从而引起肾脏的病变。肉眼观察:双侧肾脏对称性缩小,质地变硬,肾表面凸凹不平,呈细颗粒状,切面肾皮质变薄,皮、髓质界限模糊,称为原发性颗粒性固缩肾(图6-14)。镜下观察:肾小球纤维化和玻璃样变性,相应的肾小管因缺血而萎缩、消失,间质纤维组织增生和淋巴细胞浸润,病变相对较轻的肾单位代偿性肥大(图6-15)。病理临床联系:早期一般不出现肾

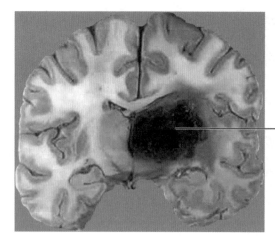

图 6-13　高血压脑出血

内囊、基底节区脑组织被血凝块代替

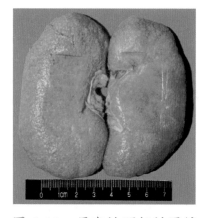

图 6-14　原发性颗粒性固缩肾肉眼观

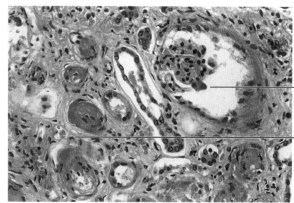

肾单位代偿性肥大、扩张

肾单位纤维化、萎缩

图 6-15　原发性颗粒性固缩肾镜下观

功能障碍。晚期由于病变的肾单位越来越多,肾血流量逐渐减少,肾小球的滤过率逐渐降低,出现水肿、蛋白尿和肾病综合征,严重者可出现尿毒症。

4. 视网膜　视网膜中央动脉因硬化而出现变细、迂曲、反光增强,动静脉交叉处出现压痕。晚期视网膜渗出、出血和视盘水肿。

第三节　风　湿　病

 病例分析

　　患者,男,50岁,反复发作劳累后心悸、气急、水肿 22 年余,加重 2 月余。10 年前患者发现晨起时双眼睑水肿,午后及傍晚下肢水肿,未经特殊治疗。5 年前患者多次发生夜间阵发性呼吸困难,被迫坐起 1 小时左右渐趋缓解,无粉红色泡沫样痰。近日患者再次出现胸闷、气急、心悸加重,夜间不能平卧,阵发性心前区隐痛,轻度咳嗽,咳白色黏痰,自觉无发热,无咯血。

请问:该患者出现的临床表现与风湿病有关系吗?

风湿病是一种与 A 组乙型溶血性链球菌感染有关的变态反应性疾病。病变主要累及全身结缔组织及血管,最常侵犯心脏、关节和血管等处,以心脏病变最为严重。临床上以反复发作的心脏炎、多发性关节炎、皮肤环形红斑、皮下结节和风湿性舞蹈症等为特征。风湿病多发于 5~15 岁,6~9 岁为发病高峰,男女患病率无差别。风湿病多发生于冬春阴雨季节,潮湿和寒冷是重要的诱因。

一、病因及发病机制

风湿病的发生与 A 组乙型溶血性链球菌感染有关。主要根据是:患者发病前常有咽峡炎、扁桃体炎等上呼吸道链球菌感染史;本病多发生于链球菌感染盛行的冬春季节、寒冷的潮湿地区;抗生素应用后,能降低风湿病的发生和复发。

风湿病的发病机制仍然不十分清楚,但目前多数认为是由于抗原抗体交叉反应引起,即链球菌细胞壁的 C 抗原引起的抗体可与结缔组织的糖蛋白发生交叉反应,而链球菌胞壁的 M 蛋白与存在于心脏、关节及其他组织中的糖蛋白也发生交叉反应,导致组织损伤。

二、基本病理变化

风湿病的病变特征是形成和出现风湿性肉芽肿,其病变过程大致可分为三期。

(一)变质渗出期

风湿病的早期,表现为病变器官的结缔组织基质发生黏液样变性和胶原纤维发生纤维素样坏死,同时有淋巴细胞、浆细胞、单核细胞浸润以及浆液、纤维素渗出。此期病变持续 1 个月。

(二)增生期(肉芽肿期)

风湿病的主要病变是形成具有诊断意义的风湿性肉芽肿,又称阿绍夫小体(Aschoff body)。风湿性肉芽肿在显微镜下才能看到,多发生于心肌间质、心内膜下和皮下结缔组织。镜下观察:整体病变区域呈圆形或梭形,其中心部位可见纤维素样坏死灶,周围有较多的风湿细胞和成纤维细胞,外围有少量淋巴细胞和单核细胞(图 6-16)。风湿细胞由增生的巨噬细胞吞噬纤维素样坏死物质转变而来,又称为阿绍夫细胞,其特点是体积大,胞质丰富,单核或多核,核膜清晰,染色质常集于核中央,纵切面上呈毛虫样,横切面上呈枭眼状(图 6-17)。在心肌间质内的风湿细胞多位于小血管附近。此期可持续 2~3 个月。

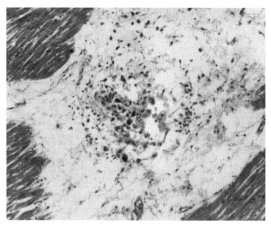

阿绍夫细胞(枭眼状)

图 6-16　风湿性心肌炎镜下(低倍)　　　图 6-17　风湿性心肌炎镜下(高倍)

(三)纤维化期(愈合期,瘢痕期)

风湿性肉芽肿内的坏死物质逐渐被吸收,风湿细胞变为成纤维细胞,细胞间产生胶原纤维,使风湿性肉芽肿逐渐纤维化,最后形成梭形瘢痕。此期可持续 2~3 个月。

上述整个病程持续 4~6 个月。因风湿病具有反复发作的性质,常见在受累的器官和组织中新旧病变并存。若如此反复持续进展,最终因不断形成和扩大的纤维化瘢痕,导致器官、组织结构破坏和功能障碍。

三、心脏的病理变化

风湿病患者 50%~70% 有心脏损害,根据受累的部位分为风湿性心内膜炎、风湿性心肌炎和风湿性心外膜炎。

(一)风湿性心内膜炎

风湿性心内膜炎主要累及二尖瓣,其次为二尖瓣和主动脉瓣同时受累。急性期瓣膜肿胀,瓣膜内出现黏液变性和纤维素样坏死,有浆液渗出和炎症细胞浸润。病变瓣膜表面、尤其闭锁缘,形成串珠状排列、粟粒大小、灰白色、半透明的赘生物,即白色血栓,此赘生物与瓣膜粘连紧密,不易脱落(图 6-18)。镜下可见赘生物由血小板和纤维素组成。病变后期,

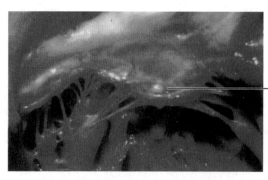

赘生物

图 6-18　二尖瓣赘生物

赘生物被机化,瓣膜发生纤维化及瘢痕形成。如病变反复发生,导致瓣膜增厚、变硬、卷曲、短缩、瓣膜间相互粘连,腱索增粗、缩短,最终导致风湿性心瓣膜病(瓣膜狭窄、闭锁不全),严重者瓣膜高度狭窄如鱼口状(图6-19)。风湿性心瓣膜病引起心脏血流动力学发生变化,血液循环障碍甚至导致心力衰竭。

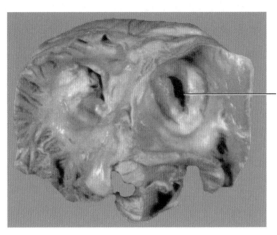

二尖瓣呈鱼口状狭窄

图 6-19　二尖瓣高度狭窄

(二)风湿性心肌炎

风湿性心肌炎常与风湿性心内膜炎同时发生,在心肌间质小血管旁形成风湿性肉芽肿是特征性病变。病变主要累及心肌间质结缔组织,常表现为心肌间质水肿,在血管附近可见风湿性肉芽肿及淋巴细胞浸润。病变反复发作可引起间质纤维化、变硬(心肌硬化),心肌收缩力降低,严重时发生心力衰竭。

(三)风湿性心外膜炎

风湿性心外膜炎的病变主要累及心包膜脏层,呈浆液性或纤维素性炎症。当有大量浆液渗出时可形成心包腔积液。如心外膜以纤维素渗出为主时,随心脏不停搏动和牵拉而呈绒毛状,称绒毛心(图6-20)。如果渗出多量纤维素不能被完全溶解吸收,

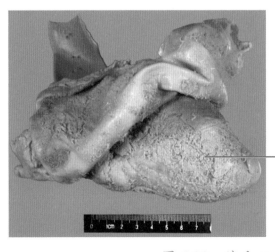

心外膜表面有大量纤维素渗出,呈绒毛状

图 6-20　绒毛心

则发生机化,可引起心包膜脏层与壁层互相粘连,导致缩窄性心包炎,影响心脏的正常搏动。

本章小结

心血管系统疾病严重危害人类健康。大多数心血管疾病是后天的,如动脉粥样硬化、高血压、风湿病、心肌炎等,它们最终都可能发展为心力衰竭。

动脉粥样硬化的病理变化分四期,分别是脂纹期、纤维斑块期、粥样斑块期、继发性复合病变期。冠心病的临床类型有心绞痛、心肌梗死、心肌纤维化、冠状动脉性猝死。

良性高血压按病程病变发展,分为功能紊乱期、动脉系统病变期、器官病变期。

风湿病分为变质渗出期、增生期、纤维化期。风湿病最常受累的是心脏,引起的病变表现为风湿性心内膜炎、风湿性心肌炎和风湿性心外膜炎。

（林　融）

目标测试

一、名词解释

动脉粥样硬化　高血压　风湿病

二、填空题

1. 动脉粥样硬化的病理变化一般分_____期、_____期、_____期、_____期。

2. 良性高血压的病程病变发展分为_____期,病变特征是_____。

3. 风湿病的病程病变发展分为_____期,病变特征是_____。

三、思考题

1. 冠状动脉性心脏病的临床表现类型有哪几类?

2. 描述良性高血压中心脏病理变化。

第七章 | 呼吸系统常见疾病

07章 数字资源

学习目标

1. 掌握：肺炎、慢性支气管炎、肺气肿的病因、病理变化及临床病理联系。
2. 熟悉：结核病的原因、分类和转归。
3. 了解：结核病的传播途径及经过。

呼吸系统疾病是我国人群中最常见的疾病，主要包括：①炎症性疾病，如慢性支气管炎，肺炎等。②肿瘤性疾病，如鼻咽癌，肺癌等。③其他疾病，如肺结核病、肺气肿、支气管扩张、肺源性心脏病、呼吸功能不全等。本章主要介绍肺炎、慢性阻塞性肺疾病和结核病。

第一节 肺　　炎

病例分析

患者，男，20岁。患者酗酒后遭雨淋，于当日突然起病，出现寒战、高热、呼吸困难、胸痛，继而咳嗽，咳铁锈色痰。听诊左肺下叶有大量湿啰音；触诊语颤增强；血常规：白细胞计数 17×10^9/L；X 线检查：左肺下叶有大片致密阴影。患者入院经抗生素治疗，病情好转，各种症状逐渐消失；X 线检查：左肺下叶的大片致密阴影缩小 2/3 面积。患者于入院后第 7 天自感无症状出院。

请问：1. 患者患了什么疾病？为什么起病急、病情重、预后好？

2. 患者为何出现高热、寒战、白细胞计数增多？

3. 患者为什么会出现咳铁锈色痰？

肺炎是呼吸系统常见病，以各种病原微生物（如细菌、病毒等）引起的感染性肺炎最为常见。肺炎根据病变的发生部位及其累及范围的大小，分为大叶性肺炎、小叶性肺炎和间质性肺炎。

一、大叶性肺炎

大叶性肺炎主要是由肺炎球菌引起的以肺泡内弥漫性纤维素渗出为主的急性炎症，多见于青壮年，临床上起病急骤，表现为寒战、高热、胸痛、咳嗽、咳铁锈色痰和呼吸困难，外周血白细胞增多。由于肺泡壁通常不被破坏，故痊愈后呼吸功能可以完全恢复。

（一）病因和发病机制

本病 90% 以上由肺炎球菌引起。当机体受寒、过度疲劳、醉酒、感冒、患糖尿病、免疫功能低下等使呼吸道防御功能被削弱时，细菌侵入肺泡，引起变态反应，使肺泡壁毛细血管通透性增高，浆液及纤维素大量渗出，细菌在肺泡内迅速繁殖，并随炎性渗出物一起通过肺泡间孔或呼吸性细支气管向邻近肺组织蔓延，波及一个肺段或整个肺大叶。

（二）病理变化

大叶性肺炎病变多局限于一侧肺的一个肺段或一个肺大叶。病理特征是肺泡内有明显纤维素渗出。典型的病变发展过程大致可分四期：

1. 充血水肿期 发病后的第 1~2 天。肉眼观察：病变肺叶肿胀、暗红色。镜下观察：肺泡壁毛细血管扩张、充血，肺泡腔内有较多浆液性渗出物。

2. 红色肝样变期 发病后的第 3~4 天。肉眼观察：病变肺叶肿胀、暗红色，质地变实如肝。镜下观察：肺泡壁毛细血管扩张、充血，肺泡腔内有大量纤维素及红细胞，肺泡内几乎已无气体。

3. 灰色肝样变期 发病后的第 5~6 天。肉眼观察：病变肺叶肿胀、灰白色，质实如肝。镜下观察：肺泡壁毛细血管受压缺血，肺泡腔内充满大量纤维素及中性粒细胞（图 7-1）。

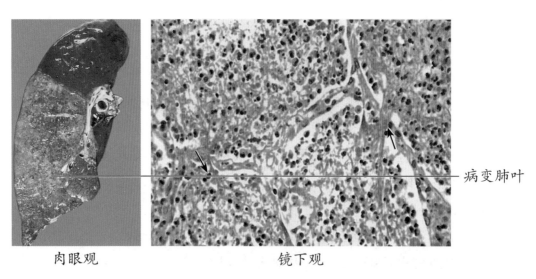

肉眼观   镜下观   病变肺叶

图 7-1 大叶性肺炎（灰色肝样变期）

4. 溶解消散期　发病后1周左右进入此期。肉眼观察:肺质地变软,肺实变消失,逐渐恢复正常结构。镜下观察:纤维素等炎性渗出物逐渐溶解、吸收及咳出,肺泡重新充气。

上述大叶性肺炎的病理变化是一个连续的过程,彼此间无绝对的界限。临床上由于早期应用抗生素治疗,大叶性肺炎的病程明显缩短,也很难见到典型的四期病变过程。

(三)病理临床联系

1. 寒战、高热　与毒血症有关。

2. 外周血白细胞计数增高　细菌感染时机体防御机制的一种表现。

3. 咳嗽、咳铁锈色痰　因炎性渗出物刺激呼吸道出现咳嗽。渗出到肺泡腔内的红细胞崩解后形成的含铁血黄素随痰液咳出,使痰呈铁锈色,这是大叶性肺炎的典型表现,在发病后3~4天时最明显。第5天后逐渐转为黏液脓痰。

4. 发绀、呼吸困难　因渗出使肺泡通气和换气功能障碍引起动脉血氧分压降低所致。

5. 胸痛　病变波及胸膜引起疼痛。

6. 肺实变体征　在发病后3~6天,常有肺泡呼吸音消失等明显肺实变体征,与此期肺泡内有大量纤维素渗出导致肺组织明显实变有关。

7. 胸部X线检查　发病第1天,因肺组织无明显实变,X线影像无明显改变,或仅在病变区内有肺纹理增加,或局限于一个肺段密度较淡的片状模糊阴影。第3天后,随肺泡内纤维素大量渗出,肺组织明显实变,胸部X线检查呈大片状均匀致密阴影。在后期随着肺实变的逐渐消失,胸部X线检查见阴影密度逐渐减低、消失。

(四)并发症

大叶性肺炎经过治疗大多痊愈,少数出现并发症。

1. 肺肉质变　由于肺泡腔内渗出的中性粒细胞数量过少,释放的蛋白溶解酶不足以完全溶解肺泡腔内的纤维素,大量纤维素被增生的肉芽组织取代发生机化,使病变肺组织呈褐色肉样外观,称肺肉质变。

2. 肺脓肿、脓胸　当细菌毒力强尤其是合并金黄色葡萄球菌感染时,易并发肺脓肿、脓胸。

3. 败血症或脓毒败血症　因细菌毒力强或机体免疫力低下,细菌侵入血液大量繁殖并产生毒素所致。

4. 感染性休克　见于重症病例,表现为微循环衰竭及严重全身中毒症状。抢救不及时可引起死亡。

5. 胸膜粘连　胸膜炎时渗出的纤维素不能被完全溶解吸收而发生机化,则导致胸膜肥厚、粘连。

二、小叶性肺炎

小叶性肺炎是以肺小叶为单位的急性化脓性炎症。由于病灶多以细支气管为中心,并累及其周围所属肺泡,故又称支气管肺炎。该病多见于儿童和年老体弱者,常发生于冬春季节及气候骤变时。

(一)病因及发病机制

小叶性肺炎常为多种细菌混合感染所致。常见的致病菌通常为口腔及上呼吸道内致病力较弱的常驻寄生菌,如肺炎球菌、葡萄球菌、铜绿假单胞菌、大肠埃希菌、流感嗜血杆菌等。小叶性肺炎的发生,常常是机体免疫功能低下继发感染所致。

(二)病理改变

肉眼观察:两肺散在分布大小不等、形状不规则、暗红色或灰黄色实变病灶,一般直径在 1cm 左右(相当于肺小叶范围),两肺下叶及背侧多见。严重者病灶互相融合成片,甚至累及全叶,形成融合性小叶性肺炎。镜下观察:病灶以细支气管为中心,并累及其周围所属肺泡。病灶内的细支气管壁及其所属肺泡充血水肿,腔内充满大量以中性粒细胞为主的炎性渗出物。细支气管黏膜上皮及肺泡壁常有破坏。病灶周围肺组织呈不同程度的代偿性肺气肿和肺不张(图 7-2)。

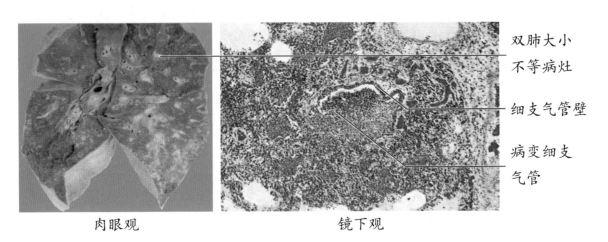

肉眼观　　　　　　　　　　　镜下观

肉眼观:肺散在分布大小不等、形状不规则、暗红色或灰黄色实变病灶;镜下观:细支气管腔内及周围肺泡腔内充满大量以中性粒细胞为主的炎性渗出物。

图 7-2　小叶性肺炎

(三)病理临床联系

1. 寒战、高热　因细菌、毒素等致热原引起异常的体温调节所致。

2. 咳嗽、咳黏液脓痰　由于支气管壁受炎症刺激,黏液分泌增多等引起。痰液为黏液脓性,与细支气管内化脓有关。

3. 肺实变体征　因实变病灶较小且分散,故无明显肺实变体征。

4. 湿性啰音　听诊可闻及湿性啰音,这是病变区支气管及肺泡腔内含有炎性渗出液,在吸气过程中,气体通过液体而产生的一连串水泡破裂声。

5. 呼吸困难及发绀　因大量肺小叶内细支气管和肺泡腔内有许多脓性渗出物,严重影响肺通气换气功能,造成缺氧引起。

6. 胸部 X 线检查　两肺散在不规则小片状或斑点状模糊阴影,是两肺散在分布多发性细小实变病灶在 X 线的表现。

(四) 结局和并发症

小叶性肺炎经及时治疗多可痊愈。常见的并发症有呼吸衰竭、心力衰竭、脓毒败血症、肺脓肿、脓胸等。

三、病毒性肺炎

病毒性肺炎是由各种病毒引起的肺组织炎症。病变主要侵犯肺间质,表现为支气管、细支气管壁及小叶间隔以及肺泡间隔充血、水肿,淋巴细胞、单核细胞浸润,肺泡间隔明显增宽。细支气管和肺泡上皮可增生肥大,并形成多核巨细胞,其内可见病毒包涵体,为诊断病毒性肺炎的重要组织学依据。

由于炎症对支气管黏膜的刺激,可引起剧烈咳嗽。因毒血症可引起发热等全身中毒症状。严重者出现明显呼吸困难、发绀,甚至引起呼吸衰竭和心力衰竭。

 前沿知识

肺炎的危害性

肺炎球菌性疾病已经成为严重威胁人类健康的疾病之一。65 岁以上的老年人,尤其是患有心血管疾病、糖尿病等慢性病人群更易感染,是肺炎的高危人群,心血管病患者患肺炎风险比健康人增加 6 倍以上;糖尿病患者因肺炎致死率最高可达 36%。肺炎链球菌常寄生在健康人的鼻咽部,有 40%~70% 的人带菌,当机体免疫功能降低时,病菌就会乘机侵入肺部,造成肺炎。

第二节　慢性阻塞性肺疾病

慢性阻塞性肺疾病(COPD)是由肺内小气道病变引起的,以慢性不可逆性气道阻塞、呼气阻力增加、肺功能不全为共同特征的一组肺疾病的统称,主要包括慢性支气管炎、慢性阻塞性肺气肿、支气管哮喘和支气管扩张症等。本节主要探讨慢性支气管炎和肺气肿。

一、慢性支气管炎

慢性支气管炎是指由致炎因子引起的累及气管、支气管黏膜及周围组织的慢性非特异性炎症。冬春季节易发病,中老年男性多见。临床上出现反复发作的咳嗽、咳痰或伴有喘息,每年发病至少持续三个月,连续两年以上,并排除其他疾病,可考虑慢性支气管炎。

（一）病因及发病机制

1. 感染因素　凡能引起呼吸道感染的病毒和细菌均是导致慢性支气管炎发生、发展和复发的重要因素。常见致病菌有肺炎球菌、流感嗜血杆菌等。常见的病毒有鼻病毒、腺病毒、呼吸道合胞病毒等。

2. 理化因素　空气污染、吸烟等理化性因素是主要的致炎因子,如烟雾中的有害气体、焦油等。

3. 过敏因素　喘息型慢性支气管炎患者常有粉尘、烟草、花粉等过敏史,变态反应使气管黏膜充血、水肿和平滑肌痉挛,易造成呼吸道损伤和继发细菌感染,从而引起慢性支气管炎。

（二）病理变化

病变起始于大、中型支气管,晚期病变向小支气管和细支气管及管壁周围组织扩展,引起管壁增厚、管腔闭塞,形成细支气管炎和细支气管周围炎。主要病变包括:①呼吸道黏膜上皮变性、坏死脱落,再生的上皮杯状细胞增多,并发生鳞状上皮化生,黏液纤毛转运系统受损。②黏膜下腺体增生、肥大,浆液性上皮发生黏液腺化生,黏液分泌旺盛。③管壁充血、水肿,大量慢性炎症细胞浸润。④管壁平滑肌束断裂、萎缩(喘息型者,平滑肌束可增生、肥大),软骨变性、萎缩或骨化。

（三）病理临床联系

患者因杯状细胞和黏膜腺体增生、肥大引起黏液分泌增多,刺激支气管黏膜,而出现咳嗽、咳痰,痰液呈白色泡沫状,并发细菌感染时出现脓性黏痰。黏液阻塞支气管,常致喘息。气体通过狭窄的气管可出现哮鸣音。某些患者因黏膜及腺体萎缩,分泌物减少而无痰或干咳。

（四）结局及并发症

慢性支气管炎患者通过戒烟、防寒,及时控制感染、加强呼吸功能锻炼等可痊愈。若反复发作,最终可致慢性阻塞性肺气肿、支气管扩张、支气管哮喘和慢性肺源性心脏病等并发症。

二、肺　气　肿

肺气肿是指末梢肺组织(包括呼吸性细支气管、肺泡管、肺泡囊和肺泡)含气量增多的一种病理状态。

（一）病因及发病机制

肺气肿常继发于其他肺阻塞性疾病,以慢性支气管炎最常见。此外,吸烟、大气污染和肺尘埃沉着病等也是常见原因。

其发生机制:各种病因导致阻塞性通气障碍,呼吸性细支气管和肺泡壁弹性下降,α_1-抗胰蛋白酶缺乏等,这些因素共同作用,使末梢肺组织的残气量增大,压力升高,最终形成肺气肿。

(二)病理变化

肉眼观察:病变部位肺体积显著增大,边缘钝圆,灰白色,质地柔软,弹性降低,表面可见肋骨压痕,切面呈明显的海绵状。镜下观察:肺泡高度扩张,肺泡间隔变窄、断裂,相邻的肺泡互相融合成大小不等的囊腔,肺泡壁毛细血管受压,数目减少,细小支气管可见慢性炎症改变(图 7-3)。

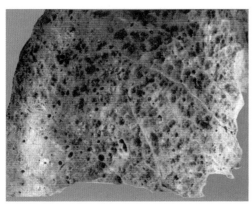 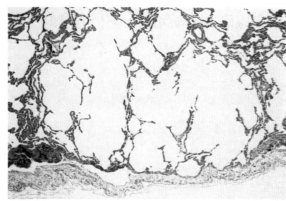

肉眼观　　　　　　　　　　　　镜下观

肉眼观:肺体积显著增大,边缘钝圆,切面呈海绵状。镜下观:肺泡高度扩张,间隔变窄、断裂,相邻的肺泡互相融合成大小不等的囊腔。

图 7-3　肺气肿

(三)病理临床联系及结局

患者因阻塞性通气障碍而出现呼吸困难、胸闷、气促、气短、发绀等缺氧症状。严重者形成特有体征"桶状胸"(肋骨上抬、胸廓前后径增大、肋间隙增宽、膈肌降低),X 线检查显示:肺野透光度增强。慢性阻塞性肺气肿可进一步发展成肺源性心脏病、自发性气胸、呼吸衰竭等。

第三节　结　核　病

 病例分析

患者,男,24 岁,最近常感乏力,体重明显减轻,发热,以午后为重,夜间盗汗,连续数周咳嗽、咳痰,偶见痰中带血,抗感冒治疗未见好转。测体温 37.5℃,X 线检查右锁骨下区见一边缘模糊的斑片状阴影。结核菌素试验阳性,痰结核菌培养阳性。

　　请问:1. 患者患何种疾病? 诊断依据是什么?

　　　　　2. 患者所患疾病的基本病理变化和转归有哪些?

结核病是由结核杆菌引起的一种慢性传染病。全身器官均可发病,肺结核最多见。临床上主要表现为午后低热,夜间盗汗,疲乏无力,食欲减退及进行性消瘦等。

一、病因及发病机制

1. 病原体　结核病的病原体为结核杆菌,主要是人型和牛型。

2. 传染源　结核病患者和带菌者。

3. 传播途径　主要传播途径是呼吸道传染,少数经消化道感染,偶经皮肤伤口传染。

4. 发病机制　与结核杆菌的数量和毒力的大小,以及机体的免疫反应和变态反应的反应性有关。不同情况引起不同的病理表现。

二、基本病理变化

结核病时,因进入机体的细菌数量及毒力,机体的反应性和累及的组织特性的不同,可呈现三种不同的病理变化(表 7-1)。病变特征是形成和出现结核结节并伴有不同程度的干酪样坏死。

表 7-1　结核病基本病变与机体反应性

病变	结核杆菌		机体状态		病理特征
	菌量	毒力	免疫力	变态反应	
渗出为主	多	强	低	较强	浆液性或浆液纤维素性炎
增生为主	少	较弱	较强	较弱	结核结节
坏死为主	多	强	低	强	干酪样坏死

(一) 以渗出为主的病变

在结核病早期或当机体抵抗力低下,菌量多,毒力强或变态反应较强时,主要表现为浆液性或浆液纤维素性炎症。早期有中性粒细胞浸润,很快被巨噬细胞取代。在渗出液和巨噬细胞中可查见结核杆菌。这种病变好发于肺、浆膜、滑膜和脑膜等处。渗出物可完全吸收,也可转变为增生为主或坏死为主的病变。

(二) 以增生为主的病变

当细菌量少,毒力较弱或免疫反应较强时,则发生以增生为主的变化,形成具有一定诊断价值的结核结节。肉眼观察：单个结核结节肉眼不易看到，几个结节融合起来可见边界分明，粟粒大小，呈灰白色或浅黄色的病灶。镜下观察：典型的结核结节中央有干酪样坏死，结核结节周围以放射状排列的类上皮细胞和一些朗汉斯巨细胞、淋巴细胞和少量反应性增生的成纤维细胞构成（图7-4）。

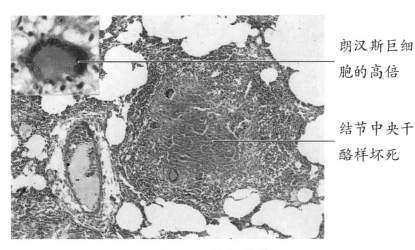

朗汉斯巨细胞的高倍

结节中央干酪样坏死

图 7-4　结核结节

（三）以坏死为主的病变

当结核杆菌数量多，毒力强，机体抵抗力低或变态反应强烈时，以渗出为主或以增生为主的病变均可继发干酪样坏死。肉眼观察：坏死组织颗粒状，颜色略带浅黄，质地松软、细腻，状似干酪，故称干酪样坏死。镜下观察：为红染无结构的颗粒状物，坏死物中可有一定量的结核杆菌。干酪样坏死对于结核病病理诊断具有一定意义。

上述三种病变往往同时存在，且以其中一种病变为主，并在一定条件下可以相互转化。

三、转　　归

（一）转向愈合

1. 吸收、消散　为渗出性病变的主要愈合方式。渗出物经淋巴管或血管吸收，使病灶缩小或消散。X线检查可见边缘模糊的云絮状阴影逐渐缩小或被分割成小片，临床上称吸收好转期。

2. 纤维化、纤维包裹及钙化　小的干酪样坏死灶及未被吸收的渗出性病变可以通过纤维化形成瘢痕而愈合。较大的干酪样坏死灶，则发生周围纤维增生将其包裹，中心坏死部分发生钙化。钙化灶内仍残存少量结核杆菌，可成为以后结核病恶化进展的原因。X线检查：纤维化病灶呈边缘清楚、密度增高的条索状阴影；钙化灶为密度极高、境界清晰的阴影。临床上称硬结钙化期。

（二）转向恶化

1. 病灶扩大　病灶周围出现渗出性病变,进而形成干酪样坏死,病变逐渐扩大。X线检查:病灶周围出现模糊的絮状阴影,临床上称浸润进展期。

2. 溶解播散　干酪样坏死物溶解液化,液化坏死物可经体内自然管道(支气管、输尿管等)排出,局部形成空洞。空洞内液化的干酪样坏死物中含大量结核杆菌,可经自然管道播散到其他部位,形成新的结核病灶。X线检查:病灶阴影密度深浅不一,出现透亮区及大小不等的新病灶阴影。临床上称溶解播散期。

四、肺结核病

肺结核病是最常见的结核病。根据初次感染和再次感染结核杆菌时机体反应性的不同,导致引起的肺部病变的发生、发展不同,分为原发性和继发性肺结核病两大类。

（一）原发性肺结核病

原发性肺结核病是指机体初次感染结核杆菌引起的肺结核病,多见于儿童,又称儿童型肺结核病。

1. 病理特点　结核杆菌经过淋巴道播散,故病变特征是形成由肺内原发病灶、结核性淋巴管炎和肺门淋巴结结核三者组成的原发综合征(图7-5)。①原发病灶:是指结核杆菌经支气管到达肺组织最先引起的病变,多位于通气较好的肺上叶下部或下叶上部靠近胸膜处,通常有一个,灰白色,直径1~1.5cm,早期为渗出性病变,继之病灶中央发生干酪样坏死,周围形成结核结节。②结核性淋巴管炎:结核杆菌游离或被巨噬细胞吞噬,很快侵入局部淋巴管,引起结核性淋巴管炎。③肺门淋巴结结核:结核杆菌随淋巴液引流到达肺门淋巴结,引起肺门淋巴结结核,表现为淋巴结肿大和干酪样坏死。X线检查见原发病灶和肺门淋巴结阴影,并由淋巴管炎的较模糊的条索状阴影相连,呈哑铃状阴影。

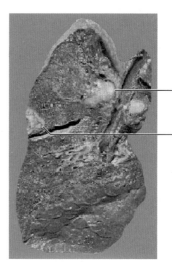

肺门淋巴
结结核

原发病灶

图 7-5　原发性肺结核病

2. 发展和结局　绝大多数可随机体对结核杆菌免疫力的增强,通过完全吸收、纤维化、纤维包裹或钙化等方式自然愈合。少数因营养不良或同时患其他传染病,发生病情恶化,病灶不断扩大,甚至发生淋巴道、血道或支气管播散。

（二）继发性肺结核病

继发性肺结核病是指机体再次感染结核杆菌引起的肺结核病,多见于成人,又称成人型肺结核病。

1. 病变特点　由于继发性肺结核病属再次感染,机体对结核杆菌已有一定的免疫力,其临床上病变与原发性肺结核相比,有以下特点(表7-2):

表 7-2　原发性与继发性肺结核病的特征

	原发性肺结核	继发性肺结核
结核杆菌感染	初次	再次
发病人群	儿童多见	成人多见
特殊免疫力	无	有
病变特征	原发综合征	病变复杂多样,新旧病灶并存
病灶起始部位	上叶下部或下叶上部近胸膜处	肺尖部
病程	短,大多自愈	长,波动性,需治疗
播散方式	淋巴道、血道	支气管

2. 病变类型　继发性肺结核病根据病变特点和临床经过可分为以下几种类型:

(1) 局灶型肺结核:是继发性肺结核病的早期病变,属非活动性结核病。常无自觉症状,多体检时发现。X线检查:肺尖部有单个或多个境界清楚的结节状病灶,直径0.5~1cm。镜下观察:病变以增生为主,中央为干酪样坏死。结局:多数可自愈,少数当免疫力低下时,可发展成浸润型肺结核。

(2) 浸润型肺结核:属于活动性肺结核,是继发性肺结核中最常见的类型,多由局灶型肺结核发展而来。临床上常有低热、盗汗、疲乏、咳嗽及咯血等症状。X线检查:锁骨下可见边缘模糊的云絮状阴影。镜下观察:病变以渗出为主,中央有干酪样坏死。结局:①若早期合理治疗,渗出性病变可吸收;增生及坏死性病变通过纤维化、钙化愈合。②若病变继续发展,干酪样坏死病灶扩大(浸润进展),坏死物液化后经支气管排出,局部形成急性空洞,急性空洞一般经过适当治疗,肉芽组织增生,洞腔缩小、闭合,或空洞塌陷,最后形成瘢痕组织或条索状瘢痕而愈合。③洞壁坏死层内含有的结核杆菌可沿着支气管播散,引起干酪性肺炎(溶解播散)。④若急性空洞经久不愈,可发展为慢性纤维空洞型肺结核。

(3) 慢性纤维空洞型肺结核:多在浸润型肺结核急性空洞的基础上发展而来。病变特点:①肺内有一个或多个厚壁空洞,多位于肺上叶,大小不等,形状不规则(图7-6),壁厚可达1cm以上。②镜下观洞壁分三层,内层为含大量结核杆菌的干酪样坏死物,中

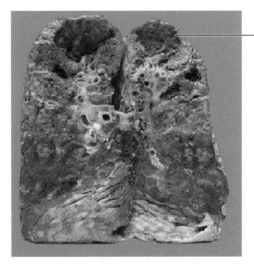

空洞

图 7-6　慢性纤维空洞型肺结核

层为结核性肉芽组织,外层为纤维结缔组织。③同侧或对侧肺组织内,由于干酪样坏死物不断通过支气管播散,形成多个新旧不一,大小不等,病变类型不同的病灶。④病情严重者,肺组织大量破坏,广泛纤维组织增生,肺缩小、变形、变硬,胸膜广泛增厚,胸壁粘连,形成硬化型肺结核病。

结局:①空洞与支气管相通,成为结核病的传染源,故此型又称为开放性肺结核。②若空洞壁的干酪样坏死物侵蚀较大血管,可引起大咯血,甚至窒息死亡。③空洞突破胸膜可引起气胸或脓气胸。④后期由于肺循环阻力增加,肺动脉高压引起慢性肺源性心脏病。⑤临床上经过积极恰当治疗及增强机体抵抗力,较小的空洞一般可机化,收缩而闭塞;较大的空洞,内壁坏死组织脱落,肉芽组织逐渐机化变成瘢痕组织,由支气管上皮覆盖,此时空洞虽存在,但已无菌,实际上已愈合,称为开放性愈合。

(4)干酪性肺炎:多由浸润型肺结核恶化进展而来,也可由急、慢性空洞内的结核杆菌经支气管播散所致。临床上起病急,病情危重,中毒症状明显,病死率高。镜下主要为大片干酪样坏死灶,肺泡腔内有大量浆液纤维素性渗出物。

(5)结核球:又称结核瘤,是孤立的有纤维包裹的境界分明的球形干酪样坏死灶,直径2~5cm(图7-7)。多为单个,常位于肺上叶。X线检查需与肺癌鉴别。病变相对静止,可保持多年无进展,临床上多无症状。结核球因有纤维包裹,抗结核药物不易发挥作用,且有恶化进展的可能,临床上多采用手术切除治疗。

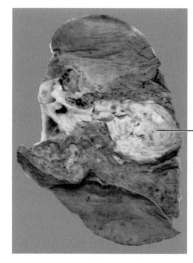

纤维包裹的境界分明的结核球

图 7-7　肺结核球

(6)结核性胸膜炎:根据病变性质分为肝性和湿性两种,其中以湿性多见。湿性结核性胸膜炎又称渗出性结核性胸膜炎,多见于年轻人。病变主要表现为浆液纤维素性炎。经适当治疗渗出物可吸收,如渗出物中纤维素较多,可发生机化而使胸膜增厚和粘连。干性结核性胸膜炎又称增殖性结核性胸膜炎,是肺结核病灶直接蔓延至胸膜所致。病变多局限,以增生为主。一般通过纤维化而愈合。

本章小结

肺部疾病具有易阻塞、易扩散、易突破的特点。小气道发生病变是引起慢性肺疾病的重要发病环节。

慢性支气管炎的主要临床特点是咳、痰、喘。慢性阻塞性肺气肿常出现呼吸困难、胸闷等缺氧症状,视诊呈桶状胸。

大叶性肺炎主要是由肺炎链球菌引起的急性纤维素性炎症,临床特征为患者咳出的铁锈色痰,多发于青壮年,典型病变分为充血水肿期、红色肝样变期、灰色肝样变期、溶解消散期四期。小叶性肺炎是以细支气管为中心的肺组织化脓性炎症,多见于儿童、年老体弱者,病变部位以双肺下叶及背侧多见。

结核病是由结核杆菌引起的一种慢性传染病,病变特征是结核结节形成及干酪样坏死。肺结核病是最常见的结核病,分为原发性和继发性肺结核病两大类。

(陶晓燕)

 目标测试

一、名词解释

慢性支气管炎　大叶性肺炎　小叶性肺炎　肺气肿

二、填空题

1. 结核病是由_____引起的慢性传染病,结核菌主要经_____传播。

2. 大叶性肺炎典型的病理分期为_____、_____、_____、_____四期。

3. 慢性阻塞性肺疾病主要包括_____、_____、_____和_____。

4. 诊断慢性支气管炎,临床主要症状和诊断标准为反复发作咳嗽、咳痰或伴喘息症状,每年至少持续_____个月,连续_____年以上。

三、思考题

1. 慢性阻塞性肺疾病主要有哪几大类?

2. 简述继发性肺结核病的类型及各型病变特点、临床表现。

第八章 ┃ 消化系统常见疾病

08章 数字资源

消化系统由消化管（即口腔、咽、食管、胃、肠和肛门）和消化腺（即唾液腺、肝、胰和消化管内的黏膜腺）组成。消化系统的基本生理功能有消化、吸收、排泄、解毒以及内分泌。很多消化系统疾病都是常见病和多发病，本章主要介绍消化性溃疡、病毒性肝炎、门脉性肝硬化和细菌性痢疾。

第一节 消化性溃疡

消化性溃疡是以胃或十二指肠黏膜形成慢性溃疡为主要特征的一种常见病。本病多见于 20~50 岁，患者有周期性上腹部疼痛、反酸、嗳气等症状，呈慢性经过，易反复发作。临床上十二指肠溃疡比胃溃疡多见。二者并存称为复合性溃疡。

一、病因及发病机制

消化性溃疡的病因与发病机制目前尚不完全清楚，一般认为与下列因素有关：

1. 胃液的消化作用　经研究证实，胃酸、胃蛋白酶对胃肠壁的自我消化是形成溃疡的重要原因。

2. 黏膜防御屏障破坏　正常情况下,胃和十二指肠黏膜具有抗消化的屏障功能,包括:①黏液屏障,胃、十二指肠黏膜被其表面上皮分泌的黏液和碳酸氢盐所覆盖,可避免和减少胃液与胃黏膜直接接触。②黏膜上皮屏障,黏膜上皮细胞膜的脂蛋白可阻止胃液中氢离子逆向弥散,同时,黏膜上皮具有快速的再生能力,从而保证了黏膜上皮的完整性。幽门螺杆菌感染、长期服用水杨酸类药物、酒精、吸烟、胆汁反流等因素易破坏上述屏障而导致溃疡病的发生。

3. 神经、内分泌功能失调　十二指肠溃疡病患者胃酸分泌增多的原因是迷走神经的过度兴奋直接刺激胃腺分泌,促使胃酸增多。与此不同的是,胃溃疡时迷走神经兴奋性反而降低,致使蠕动减弱,造成胃内食物的淤积,胃窦直接受刺激,使胃泌素分泌亢进,酸性胃液的分泌量增加,促进胃黏膜的溃疡形成。

4. 遗传因素　O 型血的人溃疡病发病率高于其他血型 1.5~2 倍,说明本病发生可能与遗传因素有关。

二、病 理 变 化

肉眼观察:胃溃疡多位于胃小弯近幽门处,尤其多见于胃窦部。溃疡通常只有一个,呈圆形或椭圆形,直径多在 2cm 以内,边缘整齐,底部较为平坦,通常穿越黏膜下层,深达肌层,甚至浆膜层,溃疡边缘黏膜皱襞呈放射状(图 8-1)。

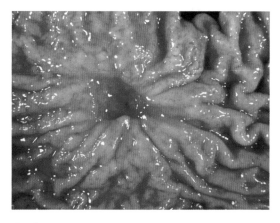

溃疡边缘较整齐,周围黏膜水肿,黏膜皱襞向周围放射状排列。

图 8-1　胃溃疡大体观

镜下观察:溃疡底部自内向外由四层构成:①渗出层,由少量炎性渗出物覆盖,有炎细胞、纤维蛋白等。②坏死层,为红染无结构的坏死组织。③新鲜的肉芽组织层,主要有新生的毛细血管和成纤维细胞。④瘢痕层,肉芽组织逐渐过渡为纤维瘢痕组织。瘢痕底部小动脉常呈增殖性动脉内膜炎改变,管壁增厚,管腔狭窄、闭塞或有血栓形成。此种血管变化可影响局部血液循环,使溃疡不易愈合,但却可防止溃疡局部血管破裂出血。溃疡底部的神经纤维常发生变性和断裂,其断端可呈小球状增生(图8-2)。

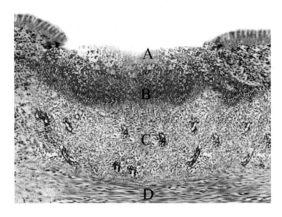

A:炎性渗出层;B:坏死组织层;C:肉芽组织层;D:瘢痕层。

图 8-2 胃溃疡镜下观

十二指肠溃疡多发生在十二指肠球部的前壁或后壁。溃疡一般小而浅,直径多在1cm以内,形态与胃溃疡相似。胃溃疡与十二指肠溃疡的区别见表8-1。

表 8-1 胃溃疡与十二指肠溃疡的区别

特征	胃溃疡	十二指肠溃疡
发病	约 25%	约 70%
好发部位	胃窦部	十二指肠球部前、后壁
大小	直径一般 <2cm	直径常 <1cm
数量	通常一个	一个或多个
深度	较深	较浅

三、病理临床联系

1. 周期性上腹部疼痛　慢性消化性溃疡可呈周期性、规律性上腹部疼痛,与胃酸刺激溃疡局部的神经末梢以及胃壁平滑肌痉挛有关。一般胃溃疡表现为“饱痛”(以餐后1~2小时疼痛最明显)。十二指肠溃疡表现为“饿痛”,进食后有所缓解。

2. 反酸、呕吐　由于胃酸刺激,幽门括约肌痉挛及胃的逆蠕动,酸性胃内容物反流,出现反酸及呕吐。

3. 嗳气　由于消化不良,使胃内容物排空困难而发酵,引起上腹部饱胀及嗳气。

4. X 线及胃镜检查　X 线钡剂造影可见龛影。胃镜检查可观察溃疡形态,必要时取病变组织做病理学检查以区分良、恶性溃疡。

四、结局及并发症

1. 愈合　如果溃疡不再发展,通过肉芽组织增生形成瘢痕组织修复,周围黏膜上皮再生,覆盖溃疡面而愈合。

2. 并发症

(1) 出血:最常见,10%~35% 患者出现该并发症。溃疡底部毛细血管破裂可致少量出血,实验室检查大便潜血阳性;溃疡底部较大血管破裂可引起大出血,患者出现呕血及黑便,严重者因出血性休克而危及生命。

(2) 穿孔:约 5% 患者出现该并发症。十二指肠肠壁较薄,较胃溃疡更易发生穿孔。穿孔后胃或十二指肠内容物流入腹腔,可引起腹膜炎。

(3) 幽门狭窄:约 3% 患者出现该并发症。反复溃疡形成大量瘢痕组织,瘢痕收缩导致幽门狭窄、梗阻。也可因溃疡周围充血水肿及幽门括约肌痉挛,引起幽门功能性梗阻。

(4) 癌变:胃溃疡癌变率不超过 1%,十二指肠溃疡几乎不发生癌变。

第二节　病毒性肝炎

病毒性肝炎是由肝炎病毒引起的以肝细胞变性、坏死为主要病变的常见传染病。主要临床表现为食欲下降、厌油、乏力、肝区疼痛及肝功能异常等。我国病毒性肝炎发病率较高,以乙型肝炎最为常见,各种年龄及不同性别均可发生。

一、病因、发病机制及传染途径

目前已证实引起病毒性肝炎的肝炎病毒有甲型(HAV)、乙型(HBV)、丙型(HCV)、丁型(HDV)、戊型(HEV)、庚型(HGV)六种。主要通过消化道、血液和密切接触等途径传播(表 8-2)。

表 8-2　各类型肝炎病毒特点

肝炎病毒	病毒性质	潜伏期 / 周	传播途径
甲型(HAV)	RNA	2~6	肠道
乙型(HBV)	DNA	4~26	密切接触、输血、注射
丙型(HCV)	RNA	2~26	同上
丁型(HDV)	RNA	4~7	同上

肝炎病毒	病毒性质	潜伏期/周	传播途径
戊型（HEV）	RNA	2~8	肠道
庚型（HGV）	RNA	不详	输血、注射

肝炎的发病机制较为复杂，至今尚未完全阐明，目前认为主要是免疫性损伤。感染的病毒数量与毒力强弱不同，特别是机体的免疫反应的强弱不同，引起肝细胞的损伤程度也不同，从而表现为不同的临床病理类型。

二、基本病理变化

各型肝炎的病因、传染途径、发病机制虽然不相同，但病理变化均属于变质性炎症。基本病理变化如下：

（一）肝细胞变性、坏死

1. 肝细胞变性

（1）细胞水肿：最常见的一种变性。镜下可见肝细胞体积增大，胞质疏松呈网状，半透明，称为胞质疏松化。进一步发展，肝细胞体积更大，肿胀呈球形，胞质近乎透明，称为气球样变。

（2）嗜酸性变：常累及单个或几个肝细胞，散发于小叶内。镜下可见肝细胞体积变小，胞质强嗜酸性染色，呈均匀致密的深红色，称肝细胞嗜酸性变。

2. 肝细胞坏死

（1）嗜酸性坏死：由肝细胞的嗜酸性变发展而来，为单个肝细胞的死亡，属细胞凋亡。镜下可见肝细胞核浓缩、消失，胞质浓缩，逐渐成为均匀浓染的深红色圆形小体，称为嗜酸性小体。

（2）溶解性坏死：由严重的肝细胞水肿发展而来。镜下可见核溶解、消失，胞膜溶解。按坏死范围和程度不同可分为：①点状或小灶状坏死，指肝小叶内单个或数个肝细胞的坏死，常见于急性普通型肝炎。②碎片状坏死，指肝小叶周边部界板上肝细胞的灶状坏死和崩解，有界板破坏，常见于慢性肝炎。③桥接坏死，指肝小叶中央静脉与汇管区之间，或两个汇管区之间，或两个中央静脉之间出现相互连接的肝细胞坏死带，常见于中度与重度慢性肝炎。④大片坏死，指几乎累及整个肝小叶的大范围的肝细胞坏死，常见于重型肝炎。

（二）炎症细胞浸润

肝小叶内和汇管区有不同程度的炎症细胞浸润，主要为淋巴细胞、单核细胞及少量中性粒细胞和浆细胞。

（三）肝细胞再生

肝细胞坏死后，周围健康的肝细胞通过分裂增生来修复。再生的肝细胞体积较大，核大深染,胞质略嗜碱性,有时可见双核。如坏死范围较小,再生后肝小叶结构完整;如坏死范围较大,再生的肝细胞排列呈团块状,称为结节状再生。

(四)间质反应性增生

间质反应性增生包括库普弗细胞、间叶细胞、成纤维细胞的增生和小胆管增生。大量的纤维组织增生,在肝小叶内形成纤维间隔,破坏肝小叶结构,导致肝硬化。

三、临床病理类型

根据临床病理特点将肝炎分为普通型和重型两大类型。普通型最为常见,又分为急性普通型和慢性普通型。重型分为急性重型肝炎和亚急性重型肝炎。

(一)急性普通型肝炎

急性普通型肝炎是最常见的一种。临床上根据患者是否出现黄疸又分为无黄疸型和黄疸型两种。我国以无黄疸型为常见,其中多为乙型肝炎,部分为丙型肝炎。

1. 病理变化　肉眼观察:肝脏体积增大,质软,表面光滑。镜下观察:肝细胞广泛变性,以胞质疏松化和气球样变为主;坏死轻微,可见点状坏死和嗜酸性小体。肝小叶内与汇管区常有轻度炎症细胞浸润。黄疸型者,可见毛细胆管内有淤胆(图8-3)。

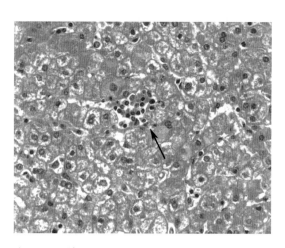

肝细胞水肿,箭头所指点状坏死伴炎症细胞浸润。

图8-3　急性普通型肝炎

2. 病理临床联系及结局　肝体积增大,肝区疼痛。患者可出现食欲减退、厌油腻、呕吐、腹泻等症状。肝细胞坏死引起血清谷丙转氨酶升高,肝功能异常,严重者出现黄疸。本型肝炎中甲型肝炎预后最好。5%~10% 乙型肝炎患者转为慢性肝炎。约 70% 丙型肝炎患者可转为慢性肝炎。

(二)慢性普通型肝炎

病毒性肝炎病程持续在半年以上者即为慢性肝炎。根据病变程度将慢性肝炎分为轻度、中度和重度三类。

1. 病理变化

（1）轻度慢性肝炎：肝细胞呈点状坏死，偶见轻度碎片状坏死，汇管区慢性炎症细胞浸润，周围有少量纤维组织增生。肝小叶界板无破坏，小叶结构清楚。

（2）中度慢性肝炎：肝细胞变性、坏死明显，中度碎片状坏死，出现特征性的桥接坏死。小叶内有纤维间隔形成，肝小叶结构基本完好。

（3）重度慢性肝炎：肝细胞出现重度的碎片状坏死与大范围的桥接坏死。坏死区出现肝细胞不规则的结节状再生，增生的纤维间隔分割肝小叶结构，逐渐形成假小叶。肉眼观察：早期肝体积增大，质地变硬，表面光滑。晚期肝表面不光滑，呈颗粒状，质地较硬，可逐步发展为肝硬化。

2. 病理临床联系及结局　患者早期肝体积增大、肝区疼痛，随着肝细胞坏死加重，肝脏体积缩小，血清转氨酶和血胆红素升高，白球比例（白蛋白和球蛋白的比值）倒置，皮肤、巩膜黄染。重度慢性肝炎可发展为肝硬化，如果发生大片坏死可发展为重型肝炎。

（三）急性重型肝炎

急性重型肝炎起病急骤，病程短，多为10天左右，病情危重，死亡率高，又称为暴发性肝炎。

1. 病理变化　肉眼观察：肝体积明显缩小，尤以左叶显著，重量减轻至600~800g（正常1 300~1 500g）。包膜皱缩，质地柔软，切面呈土黄色或红褐色。镜下观察：肝细胞出现弥漫性大片坏死，仅在小叶周边见到少数残留变性的肝细胞。肝窦扩张、充血、出血，库普弗细胞增生。坏死区和汇管区大量炎症细胞浸润。残存肝细胞再生现象不明显。

2. 病理临床联系及结局　大量肝细胞坏死引起患者出现黄疸、出血倾向和肝性脑病，严重还可诱发肾衰竭。该型肝炎预后极差，多数患者短期死于肝功能衰竭、消化道大出血、肝肾综合征及弥散性血管内凝血等疾病。少数幸存者可发展为亚急性重型肝炎。

（四）亚急性重型肝炎

起病较缓，病程一般为数周或数月，多数由急性重型肝炎迁延而来，少数病例由急性普通型肝炎恶化进展而来。

1. 病理变化　肉眼观察：肝体积缩小，重量减轻，被膜皱缩，部分呈大小不等结节状，质略硬。镜下观察：肝细胞既有大片坏死，又有肝细胞结节状再生。坏死区纤维组织增生明显。肝小叶内外有淋巴细胞和单核细胞浸润。

2. 病理临床联系及结局　本型肝炎治疗及时，病情可停止发展，有治愈可能。多数逐渐发展为坏死后肝硬化。

第三节　门脉性肝硬化

 病例分析

患者,男,51岁,8年前患慢性肝炎,后反复出现全身乏力,食欲减退,皮肤黄染等表现。近一年来患者上述症状加重,自觉腹胀,经常鼻出血。5天前患者腹胀加剧而入院。体检:皮肤、巩膜黄染,胸部可见蜘蛛痣,腹部膨隆,有明显移动浊音。B超检查:肝体积变小,肝内弥漫小结节,脾大,腹腔积水。今晨饭后,患者突然大量呕血,继之出现昏迷。

请问:1. 该患者最可能的诊断是什么?

2. 分析该病例与病毒性肝炎的关系?

3. 试解释患者出现鼻出血和蜘蛛痣等症状的原因。

肝硬化是在各种病因作用下,肝细胞变性、坏死,继而出现纤维组织增生和肝细胞的结节状再生,三者反复交错进行,使肝小叶和血液循环结构逐渐被破坏和改建,最后导致肝脏变形、质地变硬的一种慢性肝病。

肝硬化病因和发病机制复杂,至今尚无统一分类方法。按其形态可分为小结节型、大结节型、大小结节混合型、不全分割型肝硬化。按病因可分为病毒性肝炎后、酒精性、胆汁性、淤血性、寄生虫性肝硬化等。我国常用病因、病理改变和临床表现相结合的分类方法,分为门脉性、坏死后、胆汁性、淤血性、寄生虫性、色素性肝硬化等。其中门脉性肝硬化最常见,属小结节型肝硬化,临床上,早期可无明显症状,后期则出现不同程度的门静脉高压和肝功能障碍。

一、病因及发病机制

1. 病毒性肝炎　是我国门脉性肝硬化最常见的病因,尤其是乙型和丙型病毒性肝炎,肝硬化患者肝细胞 HBsAg 阳性率高达 76.7%。慢性丙型肝炎 20%~30% 的患者最终可发展为肝硬化。

2. 慢性酒精中毒　长期大量酗酒是引起肝硬化的一个重要原因,在欧美国家因酒精中毒引起的肝硬化占门脉性肝硬化的 40%~50%。我国近年因酗酒引起的肝硬化也在逐渐增加。

3. 毒物中毒　有些化学毒物对肝脏有损害作用,长期接触可引起肝硬化,如四氯化碳、含砷的杀虫剂或黄磷等均可导致肝硬化。

4. 营养缺乏　动物实验研究发现,饲喂缺乏胆碱或蛋氨酸的食物均可导致脂肪肝,并发展为肝硬化。

以上各种因素导致肝细胞的变性、坏死,损伤的肝细胞通过再生进行修复。如果肝细胞反复发生变性、坏死、修复,肝小叶内网状支架塌陷,再生的肝细胞不能沿原有支架排列,形成不规则的再生肝细胞结节。塌陷的网状纤维融合并发生胶原化。汇管区成纤维细胞增生并产生胶原纤维。广泛增生的胶原纤维向肝小叶内伸展,分割小叶,包绕原有的或再生的肝细胞结节,形成假小叶。上述病变反复进行,使肝小叶结构和血液循环改建而形成肝硬化。

二、病 理 变 化

肉眼观察:在肝硬化的早期,肝脏的体积正常或稍大。后期体积缩小,重量减轻,硬度增加,包膜明显增厚,表面呈结节状,结节大小较一致,直径多在 0.1~0.5cm,一般不超过 1.0cm。切面见结节呈黄色(脂肪变)或黄绿色(淤胆),周围有增生的纤维组织间隔包绕,界限清楚(图 8-4)。

镜下观察:①正常肝小叶被假小叶取代,假小叶内肝细胞索排列紊乱,有变性、坏死和再生的肝细胞,再生的肝细胞体积增大,核大,染色深,可见双核细胞,小叶内中央静脉缺如、偏位或多个,假小叶的形成是肝硬化的重要形态学标志。②包绕假小叶的纤维间隔宽窄比较一致,内有淋巴细胞、浆细胞浸润,可见小胆管增生(图 8-5)。

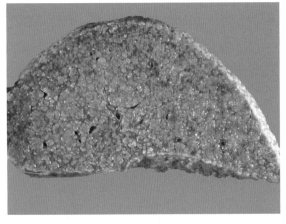

肝脏体积缩小,硬度增加,表面和切面呈弥漫小结节。

图 8-4　门脉性肝硬化(肉眼观)

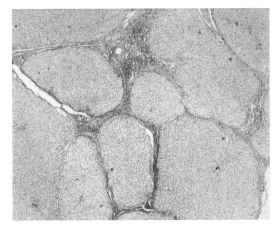

假小叶形成,中央静脉缺如、偏位。

图 8-5　门脉性肝硬化(镜下观)

三、病理临床联系

1. 门脉高压症

(1) 脾大:门静脉压力升高后,脾静脉回流受阻,脾脏因长期慢性淤血而肿大。常有贫血、出血倾向等脾功能亢进的表现。

（2）胃肠道淤血：胃肠静脉回流受阻，黏膜淤血、水肿，可引起消化功能障碍，临床出现食欲缺乏、腹胀、腹泻、消化不良等症状。

（3）腹水：多发生于肝硬化晚期。腹水形成的机制为：①由于门静脉压力升高，门静脉血回流受阻，毛细血管压力升高，管壁缺氧而通透性增加。②肝细胞受损后，合成白蛋白减少，致使血浆胶体渗透压降低。③肝脏灭活激素的能力降低，使血中醛固酮和抗利尿激素水平升高，造成水、钠潴留，有利于腹水形成。

（4）侧支循环形成：门静脉压力升高后，部分门静脉血通过门静脉和腔静脉间的吻合支不经肝脏直接回流到体静脉。门静脉和腔静脉间的吻合支扩张形成侧支循环（图8-6）。主要表现及并发症有：①食管下段静脉丛曲张，曲张的静脉受食物摩擦及胃液腐蚀，易发生破裂而引起上消化道大出血，也是肝硬化患者常见的死亡原因之一。②腹壁及脐周静脉丛曲张，形成"海蛇头"现象。③直肠静脉丛曲张，形成痔核，破裂引起出血，长期便血可引起贫血。

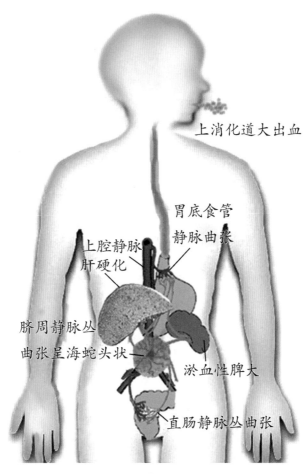

图8-6 肝硬化门脉高压症侧支循环示意图

2. 肝功能障碍

（1）蛋白质合成障碍：肝脏合成白蛋白的能力降低，血浆中白蛋白减少，白蛋白和球蛋白的比例减小或倒置。

（2）对激素灭活作用减弱：肝脏对雌激素的灭活功能降低，可出现男性乳腺发育，睾丸萎缩，性欲减退；因小动脉末梢扩张，颈面部、胸部、前臂、手背等处出现蜘蛛痣；有的患者也可出现肝掌。

（3）出血倾向：由于肝脏合成凝血酶原、纤维蛋白原等凝血因子障碍，以及脾大伴脾功能亢进，血小板数量减少等因素，引起牙龈出血、皮下瘀斑、鼻出血等。

（4）黄疸：主要与肝脏胆色素代谢障碍和肝内胆管阻塞有关。

（5）肝性脑病：是肝功能不全的严重后果，出现在肝硬化晚期，也是肝硬化患者常见的死亡原因之一。

第四节　细菌性痢疾

细菌性痢疾简称菌痢，是痢疾杆菌引起的一种常见肠道传染病，多见于夏秋季，儿童发病率较高。主要病变以大肠黏膜大量纤维素渗出形成假膜为特征。临床症状主要有发热、腹痛、腹泻、里急后重、黏液脓血便等。

一、病因及发病机制

痢疾杆菌属革兰氏阴性杆菌，在我国引起痢疾的病原菌主要是福氏志贺菌、宋氏志贺菌。菌痢患者和带菌者是本病的传染源。从粪便排出的痢疾杆菌可直接或间接污染食物、水源和食具等，经消化道传染给健康人。

病原体经口进入胃，仅少部分未被胃酸杀死的细菌进入肠道，侵入肠黏膜上皮细胞并在此生长繁殖，并进而侵入固有层继续繁殖，细菌裂解后释放内毒素，被人体吸收引起全身中毒症状及肠黏膜炎症。

二、病理变化及病理临床联系

菌痢的病理变化主要发生于大肠，尤以乙状结肠和直肠为重。根据肠道炎症特征、全身变化和临床经过的不同，菌痢分为以下三种类型：

（一）急性细菌性痢疾

病变初期为肠黏膜的急性卡他性炎，表现为黏液分泌亢进；随病变发展，肠黏膜上皮坏死脱落，并有大量纤维素渗出。渗出的纤维素与坏死组织、中性粒细胞、红细胞和细菌等共同形成灰白色假膜，故又称假膜性炎，是本病特征性病变。假膜脱落可形成大小不等、形状不一的"地图状"浅表溃疡(图 8-7)。

临床上,痢疾初期因肠黏膜分泌亢进,可表现为水样便或黏液便,后因假膜溶解、脱落而转为黏液脓血便。由于炎症刺激直肠壁内的神经末梢及肛门括约肌,患者出现里急后重和排便次数增多。由于细菌毒素的吸收,患者可出现发热、乏力和食欲减退等全身中毒症状。急性菌痢的自然病程为 1~2 周,经适当治疗后大多痊愈,少数转为慢性。

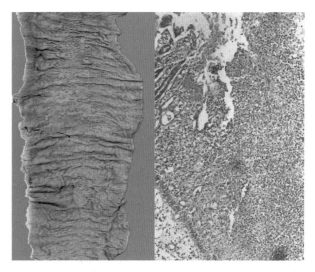

图 8-7　细菌性痢疾结肠黏膜"地图状"浅表溃疡

(二)慢性细菌性痢疾

慢性细菌性痢疾常由急性菌痢转变而来,病程超过 2 个月以上。肠道内病变此起彼伏,原有溃疡尚未愈合,新的溃疡又形成,新旧病变并存,肠壁不规则增厚、变硬,甚至肠腔狭窄。临床可出现腹痛、腹胀,腹泻或腹泻和便秘交替出现的肠道症状。有少数慢性菌痢患者大便培养持续呈阳性,成为慢性带菌者和传染源。

(三)中毒型细菌性痢疾

本型菌痢起病急骤,肠道病变和症状常不明显,但全身中毒症状严重,是菌痢最严重的一种,多见于 2~7 岁儿童,发病数小时内可出现中毒性休克或呼吸衰竭。

本章小结

消化性溃疡是以胃或十二指肠黏膜形成慢性溃疡为主要病变的一种常见病。胃溃疡多位于胃小弯近幽门处,尤其多见于胃窦部。十二指肠溃疡多发生在十二指肠球部的前壁或后壁。常见并发症有出血、穿孔、幽门狭窄和癌变。

病毒性肝炎是由肝炎病毒引起的以肝细胞变性和坏死为主要特征的变质性炎。主要的临床病理类型有急性普通型肝炎、慢性普通型肝炎、急性重型肝炎和亚急性重型肝炎。

在我国门脉性肝硬化的主要病因是病毒性肝炎。典型的特征性病变是假小叶形成。临床可出现门脉高压症和肝功能障碍。门脉高压症的主要表现有脾大、胃肠道淤血、腹水、侧支循环形成。肝功能障碍的主要表现有白蛋白和球蛋白的比例减小或倒置、蜘蛛痣、肝掌、出血倾向、黄疸、肝性脑病。

细菌性痢疾是痢疾杆菌引起的一种常见肠道传染病,以夏秋季为多见,主要病变以大肠黏膜大量纤维素渗出形成假膜为特征。

(刘起颖)

一、名词解释

消化性溃疡　肝硬化　桥接坏死

二、填空题

1. 消化性溃疡底部由内向外由_____、_____、_____、_____ 四层构成。

2. 消化性溃疡常见的并发症有_____、_____、_____、_____。

3. 门脉性肝硬化组织学观察特征性病变是_____形成。

4. 肝硬化门脉高压时形成的侧支循环有_____、_____、_____。

5. 细菌性痢疾是痢疾杆菌引起的以_____为特征的肠道传染病。

三、思考题

1. 区别胃溃疡和十二指肠溃疡的大体病理变化。

2. 简述门脉性肝硬化的病理变化。

3. 简述门脉性肝硬化门脉高压症和肝功能障碍的主要表现。

4. 结合所学谈一谈如何预防病毒性肝炎和菌痢的发生。

5. 病例分析

患者,男,48 岁。患者上腹饱胀不适、食欲减退、乏力 1 个月余入院。患者 2 年前有乙肝病史,近 1 个月感到上腹饱胀不适,食欲减退,有时恶心,服"胃药"多次未见好转,乏力明显,体重较前明显减轻,近 1 周来牙龈时有出血。2 年前患者发现有乙肝"大三阳"(HBsAg 阳性、HBeAg 阳性、抗 HBc 阳性),肝功能异常,白球比(A/G)减小。

入院体检:腹水征阳性,肝肋下未触及,脾大质硬,脐周静脉曲张,胸前可见蜘蛛痣,双下肢凹陷性水肿。

(1) 分析该患者可能是什么疾病,列出所患疾病临床和病理的联系。

(2) 叙述病毒性肝炎的基本病理变化、临床病理类型和病变特征。

第九章 ｜ 泌尿系统常见疾病

09章 数字资源

泌尿系统由肾脏、输尿管、膀胱和尿道组成。泌尿系统的疾病很多,病变类型包括炎症、肿瘤、代谢性疾病、尿路梗阻、血管疾病和先天性畸形等。本章重点介绍原发性肾小球肾炎、肾盂肾炎。

第一节 原发性肾小球肾炎

 病例分析

患儿,男,7岁,3周前患上呼吸道感染,治疗后痊愈。近几日家长发现男孩双眼睑和下肢水肿,且逐渐加重,但水肿活动后减轻,伴有食欲减退,恶心、呕吐和尿量减少,尿液呈洗肉水样。检查发现:血压140/100mmHg,尿蛋白(++),肉眼血尿,血清抗链球菌溶血素O滴度升高。

请问:1. 该患儿的初步诊断及诊断依据是什么?

2. 该患儿出现蛋白尿和血尿的原因是什么?

3. 为什么该患儿出现水肿及少尿?

肾脏是泌尿系统中最重要的脏器,主要功能是排泄代谢产物,调节水、电解质和酸碱平衡。肾脏还具有内分泌功能,分泌肾素、促红细胞生成素、前列腺素和1,25-二羟胆骨化醇等。肾单位是肾脏基本的结构和功能单位,由肾小球和肾小管构成。肾小球由血管球和肾球囊组成。其中肾小球毛细血管壁为滤过膜,由毛细血管内皮细胞、基膜和脏层上皮细胞(足细胞)构成。毛细血管间为肾小球系膜,由系膜细胞和系膜基质组成。肾球囊内层为脏层上皮细胞,外层为壁层上皮细胞(图9-1)。

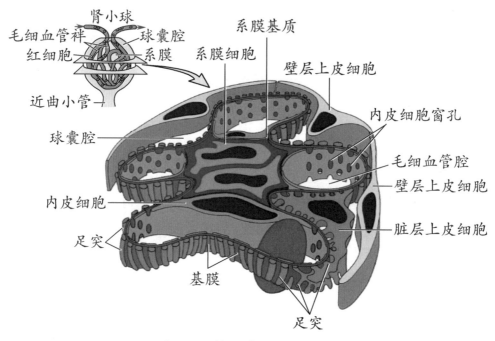

图 9-1 肾小球结构示意图

肾小球肾炎是以肾小球损伤和改变为主的一组疾病,可分为原发性肾小球肾炎、继发性肾小球疾病和遗传性疾病。原发性肾小球肾炎是原发于肾脏的独立性疾病,肾为唯一或主要受累的脏器。继发性肾小球肾炎是由免疫性、血管性或代谢性疾病引起的肾小球病变,肾脏病变是系统性疾病的组成部分,如系统性红斑狼疮、高血压病、糖尿病等所致的肾小球肾炎。遗传性肾炎指一组以肾小球改变为主的遗传性家族性疾病。本节主要讨论原发性肾小球肾炎。

一、病因及发病机制

原发性肾小球肾炎的确切病因和发病机制尚未完全阐明,但已确定大部分类型由免疫机制引起。引起肾小球肾炎的抗原物质分为外源性和内源性两大类。外源性抗原包括细菌、病毒、寄生虫、真菌和螺旋体等生物性病原体的成分,以及药物、外源性凝集素和异种血清等。内源性抗原包括肾小球性抗原(肾小球基膜抗原、足细胞、内皮细胞和系膜细胞的细胞膜抗原等)和非肾小球性抗原(DNA、核抗原、免疫球蛋白、肿瘤抗原和甲状腺球蛋白等)。其主要发病机制是抗原抗体复合物形成和沉积的超敏反应,包括两方面:①抗体与肾小球内的抗原在原位发生反应。②血液循环中的抗原抗体复合物在肾小球内沉积,引起肾小球病变。

二、基本病理变化

1. **细胞增多** 肾小球细胞数量增多,系膜细胞和内皮细胞增生,并可有中性粒细胞、单核细胞及淋巴细胞浸润。壁层上皮细胞增生可导致肾球囊内新月体形成。

2. **基膜增厚** 基膜增厚可以是基膜本身的增厚,也可为内皮下、上皮下或基膜内免疫复合物沉积。

3. **炎性渗出和坏死** 发生急性肾炎的肾小球内可有中性粒细胞等炎症细胞浸润和纤维素渗出,毛细血管壁可发生纤维素样坏死,可伴有血栓形成。

4. **玻璃样变和硬化** 肾小球玻璃样变严重时毛细血管管腔狭窄和闭塞,肾小球固有细胞减少甚至消失,胶原纤维增加,最终导致节段性或整个肾小球的硬化。肾小球玻璃样变和硬化为各种肾小球病变发展的最终结果。

5. **肾小管和间质的改变** 肾小管上皮细胞常发生变性,管腔内可出现由蛋白质、细胞或细胞碎片浓聚形成的管型。肾间质可发生充血、水肿和炎症细胞浸润。肾小球发生玻璃样变和硬化时,相应肾小管萎缩或消失,间质发生纤维化。

三、病理临床联系

(一)尿量的变化
本病表现为少尿、无尿、多尿或夜尿。少尿是指24小时尿量少于400ml;无尿是指24小时尿量少于100ml;多尿是指24小时尿量超过2 500ml。

(二)尿性状的改变
本病表现为血尿、蛋白尿和管型尿。血尿分为肉眼血尿和显微镜下血尿。尿中蛋白含量超过150mg/d为蛋白尿,超过3.5g/d则为大量蛋白尿。管型由蛋白质、细胞或细胞碎片在肾小管凝集形成,尿中出现大量管型则为管型尿。

(三)综合征
肾小球疾病常表现为具有结构和功能联系的症状组合,称综合征。综合征包括急性肾炎综合征、急进性肾炎综合征、肾病综合征、无症状性血尿或蛋白尿、慢性肾炎综合征。

1. **急性肾炎综合征** 起病急,常表现为明显的血尿、轻至中度蛋白尿,常有水肿和高血压。严重者出现氮质血症。引起急性肾炎综合征的病理类型主要是急性弥漫增生性肾小球肾炎。

2. 急进性肾炎综合征　起病急,进展快。出现水肿、血尿和蛋白尿等改变后,迅速发展为少尿或无尿,伴氮质血症,并发生急性肾衰竭。引起急进性肾炎综合征的病理类型主要是急进性肾小球肾炎。

3. 肾病综合征　主要表现为:①大量蛋白尿,尿中蛋白含量达到或超过 3.5g/d。②明显水肿。③低白蛋白血症。④高脂血症。多种类型的肾小球肾炎均可表现为肾病综合征。

4. 无症状性血尿或蛋白尿　表现为持续或反复发作的镜下或肉眼血尿,或轻度蛋白尿,也可两者同时发生。相应的病理学类型主要是 IgA 肾病。

5. 慢性肾炎综合征　主要表现为多尿、夜尿、低比重尿、高血压、贫血、氮质血症和尿毒症,见于各型肾炎的终末阶段。

四、常见病理类型

（一）急性弥漫增生性肾小球肾炎

急性弥漫增生性肾小球肾炎主要与感染有关,A 族乙型溶血性链球菌为最常见的病原体。通常发生于咽部或皮肤链球菌感染 1~4 周之后,大部分患者血清抗链球菌溶血素O 和抗链球菌其他抗原的抗体滴度增高,说明患者近期有链球菌感染史,故又称感染后肾小球肾炎。

1. 病理变化　肉眼观察:双侧肾脏轻到中度肿大,被膜紧张,表面光滑。因充血而色较红,故称大红肾;有的肾脏表面有散在粟粒大小的出血点,故有"蚤咬肾"之称。切面见肾皮质增厚。镜下观察:

(1) 肾小球:病变累及双肾的绝大多数肾小球。病变特点是弥漫性毛细血管内皮细胞和系膜细胞增生。病变肾小球体积增大,毛细血管管腔狭窄甚至闭塞,可见中性粒细胞和单核细胞浸润。病变严重处血管壁发生纤维素样坏死,局部出血,可伴血栓形成。

(2) 肾小管:肾小球缺血致相应的肾小管缺血,近曲小管上皮细胞变性,如细胞水肿、脂肪变性等,管腔内出现蛋白管型、红细胞或白细胞管型及颗粒管型。

(3) 肾间质:肾间质充血、水肿并有炎症细胞浸润(图 9-2)。

2. 病理临床联系　多见于儿童,成人亦可发生。主要表现为急性肾炎综合征。①尿的变化:表现为血尿、轻度蛋白尿、管型尿、少尿或无尿,血尿为常见症状,出现肉眼血尿或镜下血尿。②水肿:出现较早,轻者为晨起眼睑水肿,重者发生全身水肿,主要原因是肾小球滤过率降低,水、钠潴留。③高血压:多数患者有高血压,原因可能是水、钠潴留,血容量增加所致。成人患者的症状不典型,可表现为高血压和水肿,常伴有血尿素氮增高。

3. 结局　儿童患者预后好,多数患儿肾脏病变逐渐消退,症状缓解和消失。但不到1% 的患儿转变急进性肾小球肾炎。少数患儿转为慢性肾炎。成人预后较差,转变为慢性肾小球肾炎的比例较高。

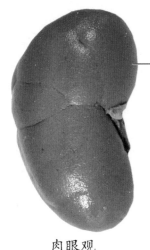

肉眼观

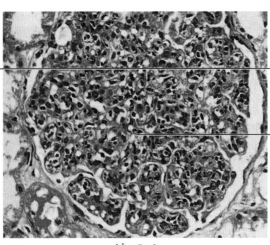

肾脏体积增大,表面充血,散在有粟粒大小的出血点

肾小球细胞数量增多,毛细血管狭窄

镜下观

图 9-2　急性弥漫增生性肾小球肾炎

（二）急进性肾小球肾炎

急进性肾小球肾炎起病急、病变严重且进展快、预后差,如不及时治疗,患者常在数周至数月内死于急性肾衰竭。本组肾炎的组织学特征是肾球囊壁层上皮细胞增生,新月体形成,故又称新月体性肾小球肾炎。临床上较少见,多发于中青年。多数原因不明,发病前无感染史,发病机制尚不完全清楚。

1. 病理变化　肉眼观察:双侧肾体积增大,颜色苍白,表面可有点状出血,切面见肾皮质增厚。镜下观察:

（1）双侧肾大多数肾球囊内有新月体形成:新月体主要由增生的壁层上皮细胞和渗出的单核细胞构成,可有中性粒细胞和淋巴细胞浸润。早期新月体以细胞成分为主,称为细胞性新月体;之后胶原纤维增多,转变为纤维 - 细胞性新月体;最终成为纤维性新月体。新月体使肾球囊腔变窄或闭塞,并压迫毛细血管丛。

（2）肾小管上皮细胞变性:因蛋白吸收导致细胞内发生玻璃样变。部分肾小管上皮细胞萎缩甚至消失。

（3）肾间质水肿,炎细胞浸润,后期发生纤维化(图 9-3)。

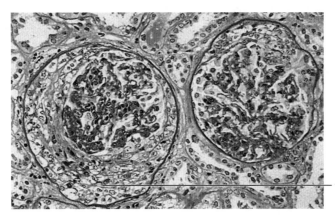

新月体

图 9-3　急进性肾小球肾炎

2. 病理临床联系　主要表现为急进性肾炎综合征。

（1）尿的变化：表现为血尿、伴红细胞管型、中度蛋白尿。肾小球基底膜损伤使大量红细胞和血浆蛋白漏出引起血尿和蛋白尿，肾小球的节段性坏死使血尿比较明显。由于新月体形成和球囊腔阻塞并迅速出现少尿、无尿。

（2）水肿、高血压：肾小球受压或硬化性改变使肾小球缺血而释放肾素，以及肾小球滤过率下降导致水、钠潴留引起不同程度的水肿、高血压。

（3）氮质血症、肾衰竭：肾小球滤过功能严重下降，血中尿素、肌酐等排出障碍而非蛋白氮蓄积出现氮质血症。当大量代谢产物蓄积，水、电解质和酸碱平衡紊乱时，出现肾衰竭。

3. 结局　由于本病较重且进展快，预后极差，如不及时治疗，患者多在数周至数月后死于肾衰竭。

（三）慢性肾小球肾炎

慢性肾小球肾炎为不同类型肾小球肾炎发展的终末阶段。病变特点是大多数肾小球发生玻璃样变和硬化，又称慢性硬化性肾小球肾炎，是引起慢性肾衰竭最常见的病理类型。

1. 病理变化　肉眼观察：①双肾体积缩小，重量减轻，颜色苍白，表面呈弥漫性细颗粒状，质地变硬，称为继发性颗粒性固缩肾。②切面肾皮质变薄，皮、髓质界限不清。肾盂周围脂肪增多。镜下观察：①大部分肾小球发生玻璃样变和硬化，所属的肾小管萎缩消失，病变轻的肾单位出现代偿性改变，肾小球体积增大，肾小管扩张，腔内出现各种管型。②间质纤维化，伴有淋巴细胞和浆细胞浸润。间质纤维化使肾小球相互靠拢集中；间质内小动脉硬化，管壁增厚，管腔狭窄（图9-4）。

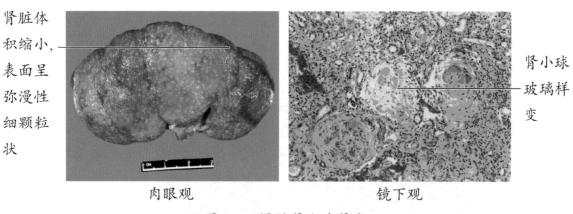

肾脏体积缩小，表面呈弥漫性细颗粒状

肾小球玻璃样变

肉眼观　　　　　　　　镜下观

图9-4　慢性肾小球肾炎

2. 病理临床联系　临床主要表现为慢性肾炎综合征。①尿的变化：表现为多尿、夜尿、低比重尿，主要由于大量肾单位结构破坏，功能丧失后，血液流经残留肾单位时速度加快，肾小球滤过率增加，但肾小管重吸收功能有限，尿浓缩功能降低。②高血压：由于肾小球硬化,使肾组织严重缺血,肾素分泌增多,肾素 - 血管紧张素系统激活而致血压升高,血压升高导致全身细小动脉硬化,肾缺血加重,使血压持续升高,长期高血压可导致左心室壁肥厚。③贫血:由于大量肾单位破坏,促红细胞生成素分泌减少,此外,体内代谢产物堆积抑制骨髓造血。④氮质血症和尿毒症:大量肾单位受损使代谢产物不能及时排出,水、电解质和酸碱平衡失调所致。

3. 结局　本型肾炎病程进展的速度差异很大,但预后均很差。如不能及时进行血液透析或肾移植,患者多因尿毒症或高血压引起的心力衰竭或脑出血而死亡。

 前沿知识

介入肾脏病学

介入肾脏病学是将介入诊断和治疗手段与肾脏专科知识相结合的一门新兴的交叉学科。介入肾脏病学目前主要应用于肾血管疾病的诊断与治疗、血液透析通路的维护、难治性高血压的介入干预等方面。肾脏的介入不仅有助于判断肾动脉狭窄、肾静脉栓塞、透析通路障碍的程度、部位,还能通过局部扩张、溶栓、取栓、支架安置等微创手段,改善肾脏血流、维护血管通路,同时避免患者经受较大的手术创伤。介入肾脏病学在其他内科疾病领域也展现了广阔的应用前景。

第二节　肾 盂 肾 炎

肾盂肾炎分为急性和慢性两类,是肾盂、肾间质和肾小管的炎性疾病,是肾脏最常见的疾病之一。

一、病因及发病机制

1. 病原体　肾盂肾炎主要由细菌感染引起,最常见的是大肠埃希菌,属内源性感染,其他细菌和真菌也可致病。

2. 感染途径

(1) 血源性(下行性)感染:发生败血症或感染性心内膜炎时,细菌随血液进入肾脏,在肾小球或肾小管周围毛细血管内停留,引起炎症。病变多累及双侧肾脏。最常见的致病菌为金黄色葡萄球菌。

(2) 上行性感染:是最主要的感染途径。尿道炎和膀胱炎等下尿路感染时,细菌可沿输尿管或输尿管周围淋巴管上行至肾盂、肾盏和肾间质。致病菌主要为革兰氏阴性杆菌,大肠埃希菌占绝大多数,其次为变形杆菌、产气杆菌、肠杆菌和葡萄球菌,也可由其他细菌引起。病变可为单侧性,也可为双侧性。

正常情况下,膀胱的尿液是无菌的。进入膀胱的细菌可通过膀胱的排泄和膀胱壁分泌的有机酸和分泌型 IgA 的抗菌作用被清除。输尿管斜行穿过膀胱壁,形成单向的活瓣结构,可防止膀胱充盈或内压增高时尿液反流至输尿管。上行感染累及肾脏常有一定诱因。①医源性因素:如插(留置)导尿管、膀胱镜检查和逆行肾盂造影等操作使细菌得以从尿道进入膀胱,引起膀胱炎,留置导尿管引起感染的可能性更大。②尿路梗阻:如尿路结石、瘢痕性狭窄、肿瘤压迫、前列腺肥大、妊娠子宫压迫等,尿路完全或不完全梗阻,排尿不畅致部分尿潴留,有利于细菌的生长繁殖。③膀胱输尿管反流:膀胱输尿管活瓣发育异常,或功能减退、丧失,如先天性输尿管开口异常、膀胱功能紊乱等,使含菌尿液反流至输尿管、肾盂。④肾内反流:含菌的尿液通过肾乳头的乳头孔进入肾实质。⑤其他因素:女性尿道短,尿道括约肌作用弱,细菌容易侵入;女性激素水平的变化有利于细菌对尿道黏膜的黏附等。

二、临床病理类型

(一) 急性肾盂肾炎

急性肾盂肾炎是肾盂、肾间质和肾小管的化脓性炎症。多由上行感染引起。

1. 病理变化　肉眼观察:①肾脏体积增大,表面充血,有散在、稍隆起的黄白色小脓肿,周围见紫红色充血带,病灶可弥漫分布,也可局限于某一区域,多个病灶可相互融合,形成大脓肿。②肾脏切面肾髓质内见黄色条纹,并向皮质延伸。③肾盂黏膜充血水肿,表面有脓性渗出物,严重时,肾盂内有脓液蓄积。镜下观察:急性肾盂肾炎的组织学特征为灶状间质性化脓性炎或脓肿形成、肾小管腔内中性粒细胞集聚和肾小管坏死。由于感染途径不同,可有不同的组织学特征:①上行性感染引起的病变首先累及肾盂,局部黏膜充血,组织水肿并有大量中性粒细胞浸润,早期中性粒细胞局限于肾间质,随后累及肾小管,导致肾小管结构破坏,脓肿形成,肾小管为炎症扩散的通道,管腔内可出现中性粒细胞管型。②血源性感染引起的肾盂肾炎常先累及肾皮质,病变发生于肾小球及其周围的间质,逐渐扩展,破坏邻近组织,并向肾盂蔓延。③急性期后中性粒细胞数量减少,巨噬细胞、淋巴细胞及浆细胞增多,局部胶原纤维增多,逐渐形成瘢痕。④上行性感染引起的病变多伴有肾盂和肾盏的变形。

2. 病理临床联系

(1) 全身症状:起病急,患者出现发热、寒战和白细胞增多等表现。

(2) 泌尿系统症状:①常有腰部酸痛和肾区叩痛,为肾增大、肾被膜紧张及炎症波及肾周围组织所致。②尿检查显示脓尿、蛋白尿、管型尿和菌尿,为肾小管和肾盂黏膜的脓性渗出物(脓细胞、坏死细胞崩解产物、细菌等)随尿排出所致,也可出现血尿;病变累及肾脏时,在肾小管内形成白细胞管型,对肾盂肾炎的临床诊断有意义。③膀胱和尿路刺激症状,表现为尿频、尿急和尿痛,为炎症性病变刺激膀胱和尿道黏膜引起。

(3) 其他:急性肾盂肾炎病变呈灶状分布,肾小球通常较少受累,一般不出现高血压、氮质血症和肾功能障碍。

3. 结局 如及时彻底的治疗,大多数可痊愈;治疗不彻底或伴有尿路阻塞、糖尿病或免疫障碍患者的病情常较严重,可发生败血症。并发肾乳头坏死时可发生急性肾衰竭。

(二)慢性肾盂肾炎

慢性肾盂肾炎为肾小管-间质的慢性炎症。急性肾盂肾炎反复发作,可发展为慢性肾盂肾炎。慢性肾盂肾炎是慢性肾衰竭的常见原因之一。病变特点是慢性间质性炎症、纤维化和瘢痕形成,常伴有肾盂和肾盏的纤维化和变形。

1. 病理变化 肉眼观察:①一侧或双侧肾脏体积缩小,质地变硬,如病变为双侧性,则两侧改变不对称,肾表面高低不平,分布有大小不等、形状不规则的凹陷性瘢痕,多见于肾的上、下极。②切面皮、髓质界限不清,肾乳头萎缩,肾盏和肾盂因瘢痕收缩而变形,肾盂黏膜粗糙(图9-5)。镜下观察:①病变呈不规则的灶状分布,以肾小管、肾间质病变为主。②部分区域肾小管萎缩,部分区域肾小管扩张,扩张肾小管内可出现均质、红染胶样管型,形似甲状腺滤泡。③早期肾小球很少受累,晚期部分肾小球纤维化和玻璃样变,其余部分肾小球呈代偿性肥大。④肾盂和肾盏黏膜及黏膜下组织出现慢性炎症细胞浸润及纤维化。急性发作时出现大量中性粒细胞,并有小脓肿形成(图9-6)。

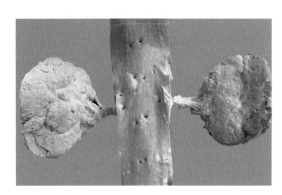

图9-5 慢性肾盂肾炎肉眼观

2. 病理临床联系

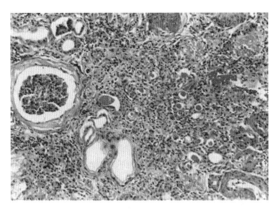

部分肾小球囊壁增厚,纤维化;部分肾小管萎缩;部分肾小管扩张、腔内有胶样管型;间质纤维组织增生,有炎症细胞浸润。

图9-6 慢性肾盂肾炎镜下观

(1) 泌尿系统症状:反复发作,典型患者有急性肾盂肾炎发作史,局部症状有腰酸痛、尿频、尿急等。以后逐渐出现低热、乏力、食欲减退。

(2) 肾小管功能障碍:肾小管尿浓缩功能的下降和丧失可导致多尿和夜尿。由于钠、钾和碳酸氢盐丢失过多可引起低钠、低钾及代谢性酸中毒。

(3) 高血压:因肾组织纤维化和小血管硬化导致局部缺血,肾素分泌增加,引起高血压。

(4) 氮质血症和尿毒症:晚期肾组织严重破坏所致。

3. 结局 慢性肾盂肾炎病程长,可反复发作。如及时治疗,消除各种诱因,可控制病变发展。病变严重者可因尿毒症和高血压引起的心力衰竭而死亡。

本章小结

泌尿系统疾病主要介绍急性弥漫增生性肾小球肾炎、急进性肾小球肾炎、慢性肾小球肾炎和肾盂肾炎。

急性弥漫增生性肾小球肾炎,大多数病例与感染有关,大体表现为大红肾或"蚤咬肾",镜下主要为毛细血管内皮细胞和系膜细胞增生,临床表现为急性肾炎综合征,儿童患者预后好。急进性肾小球肾炎组织学特征是肾小球壁层上皮细胞增生形成新月体,临床表现为急进性肾炎综合征,预后较差。慢性肾小球肾炎病变特点是大量肾小球发生玻璃样变和硬化,临床表现为慢性肾炎综合征。

肾盂肾炎分为急性和慢性两种,急性肾盂肾炎组织学特征为灶状间质性化脓性炎或脓肿形成;慢性肾盂肾炎是肾小管 - 间质的慢性炎症,是慢性肾衰竭常见的原因之一。

(吕红霞)

目标测试

一、名词解释

急性肾炎综合征　继发性颗粒性固缩肾　肾盂肾炎

二、填空题

1. 肾盂肾炎的感染途径有_____和_____。

2. 急进性肾小球肾炎的特征性病变是_____。

3. 慢性肾小球肾炎大体改变表现为_____。

三、思考题

1. 简述急性弥漫增生性肾小球肾炎的病理变化。

2. 简述慢性肾小球肾炎的病理临床联系。

第十章 ｜ 水、电解质代谢紊乱

10章 数字资源

 病例分析

  患儿，男，2 岁，腹泻 2 天，每天 6~7 次，水样便；呕吐 3 次，呕吐物为所食牛奶，不能进食，伴有口渴、尿少、腹胀。查体：精神萎靡，体温 37℃，血压 80/50mmHg，皮肤弹性减退，眼窝凹陷，心搏快而弱，肺无异常，腹胀，肠鸣音减弱，腹壁反射消失，膝反射迟钝，四肢发凉。实验室检查：血清 K^+ 3.3mmol/L，Na^+ 122mmol/L。

  请问：该患儿发生了哪些水、电解质代谢紊乱？依据是什么？

  体液是由水和溶解于其中的电解质、低分子有机化合物以及蛋白质等共同组成，广泛分布于细胞内外。其中的细胞外液构成机体的内环境，而内环境的相对稳定是保证新陈代谢和各种生理功能正常进行的基础。当疾病和外界环境剧烈变化时常会引起水和电解质平衡的紊乱，破坏机体内环境的相对稳定，这些紊乱得不到及时纠正，常会导致全身各器官系统的功能障碍，甚至危及生命。因此，了解水、电解质代谢紊乱发生的原因、机制及对机体的影响是非常重要的。

第一节　水、钠代谢紊乱

水、钠代谢紊乱是临床常见的病理过程,往往同时或相继发生。本节重点介绍三种类型的脱水和水肿。

一、脱　　水

脱水是由于各种原因造成人体大量丧失水和钠,引起细胞外液减少并出现一系列功能代谢变化的临床症候群。根据脱水时伴有的血钠或渗透压的变化,可分为高渗性脱水、低渗性脱水和等渗性脱水。

(一)高渗性脱水

高渗性脱水是失水大于失钠,血清钠浓度 >150mmol/L、血浆渗透压 >310mmol/L,细胞内、外液量均减少。

1. 原因和机制

(1) 水摄入不足:见于水源断绝、疾病造成进食或饮水困难;某些中枢神经系统损伤或年老体弱患者因丧失口渴感而造成摄水减少;长时间不给婴幼儿喂水等。由于摄入水量不足,而肺和皮肤等途径仍不断丢失水,导致失水大于失钠。

(2) 水丢失过多:①经肾丢失,尿崩症患者经肾排出大量低渗尿;使用大剂量脱水剂如甘露醇、高渗葡萄糖等,因渗透性利尿而大量失水。②经呼吸道丢失,如癔症、代谢性酸中毒等引起的过度通气。③经皮肤丢失,如环境高温、剧烈运动、高热和甲状腺功能亢进等。④经胃肠道丢失,如呕吐、腹泻及消化道引流等。

2. 对机体的影响

(1) 口渴:由于失水大于失钠,细胞外液渗透压升高,刺激口渴中枢产生口渴感。

(2) 尿量减少:由于细胞外液容量减少,同时因细胞外液渗透压升高刺激渗透压感受器,反射性引起抗利尿激素(ADH)分泌释放增多,从而使肾小管对水的重吸收增多,因而尿量减少而尿比重增高。

(3) 细胞内液向细胞外转移:由于细胞外液的渗透压升高,使渗透压相对低的细胞内液向细胞外转移,使丢失的细胞外液得到一定的补充,但同时也引起细胞脱水。

(4) 中枢神经系统功能障碍:细胞外液高渗使脑细胞严重脱水时,可引起头晕、烦躁、谵妄、肌肉抽搐、晕厥,甚至昏迷、死亡等一系列中枢神经系统功能障碍的表现。

(5) 脱水热:严重脱水病例,尤其是小儿,由于皮肤汗腺分泌减少,散热受影响,导致体温升高,称为脱水热(图 10-1)。

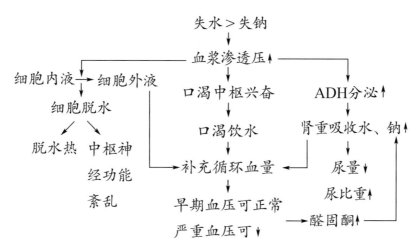

图 10-1 高渗性脱水对机体的影响

3. 防治病理生理基础

(1) 防治原发疾病,去除病因。

(2) 口服淡水补给体内缺失的水分,不能口服者由静脉滴入 5%~10% 葡萄糖溶液。

(3) 适当补给钠和钾。

(二)低渗性脱水

低渗性脱水是失钠大于失水,血清钠浓度 <130mmol/L,血浆渗透压 <280mmol/L,伴有细胞外液量减少。

1. 原因和机制　多见于经肾或肾外途径丢失大量液体后,处理措施不当,只补水或葡萄糖溶液而忽略补钠。

(1) 肾性因素:①长期连续使用利尿剂。②肾实质性疾病、肾小管酸中毒。③肾上腺皮质功能不全。上述因素使肾小管对钠重吸收减少,导致 Na^+ 排出增多。

(2) 肾外性因素:呕吐、腹泻或胃肠引流丢失大量消化液,大量出汗、大面积烧伤、大量抽取胸腔积液或腹水后,仅补水而未补钠盐。

2. 对机体的影响

(1) 细胞外液明显减少,易发生休克:由于细胞外液的丢失,同时因为失钠大于失水,细胞外液呈低渗状态,水由细胞外液向渗透压较高的细胞内转移,细胞外液量进一步减少,致使血容量减少,患者易出现脉搏细速、心率加快、四肢厥冷、血压下降等休克的表现。

(2) 明显的脱水表现:由于细胞外液的丢失,组织间液减少更为明显,患者皮肤弹性降低、面容憔悴、出现眼窝和婴儿囟门凹陷。

(3) 中枢神经系统功能紊乱:因细胞外液向细胞内转移,造成细胞内水肿,特别是脑细胞水肿可引起中枢神经系统功能紊乱,出现神志恍惚,嗜睡甚至昏迷。

(4) 其他表现:由于细胞外液低渗,患者早期口渴感不明显,减少饮水。早期,细胞外液低渗,ADH 分泌减少,尿量降低不明显;严重时,因血容量不足,可刺激容量感受器使 ADH 分泌增多,肾重吸收水分增多,而使尿量减少。经肾失钠患者,尿钠含量增多;

肾外性因素所致者,因低血容量引起肾素 - 血管紧张素 - 醛固酮系统激活,尿钠含量减少（图 10-2）。

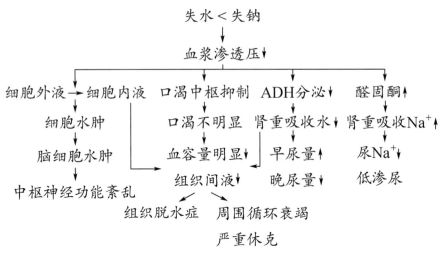

图 10-2 低渗性脱水对机体的影响

3. 防治病理生理基础

(1) 防治原发病,去除病因。

(2) 适当补液,以恢复细胞外液容量和渗透压。如出现休克要积极抢救。

（三）等渗性脱水

等渗性脱水是水、钠等比例丢失,血清钠浓度为 130~150mmol/L,血浆渗透压为 280~310mmol/L。

任何等渗液体大量丢失所造成的细胞外液减少,短期内均属等渗性脱水,如严重呕吐、腹泻、小肠瘘、大面积烧伤、创伤、大量胸腔积液和腹水的形成及抽放等。等渗性脱水如果不做处理,因皮肤水分蒸发、呼吸等途径不断丢失水可转变为高渗性脱水;如果处理不当(仅补水未补盐)可转为低渗性脱水。因此,单纯性的等渗性脱水临床上较少见。

三种类型脱水的比较见表 10-1。

表 10-1 三型脱水的比较

	高渗性脱水	低渗性脱水	等渗性脱水
特征	失水大于失钠	失钠大于失水	水、钠等比例丢失
血清钠浓度	>150mmol/L	<130mmol/L	130~150mmol/L
血浆渗透压	>310mmol/L	<280mmol/L	280~310mmol/L
对机体的影响	明显口渴感、尿少、脑细胞脱水、脱水热等	明显脱水表现、休克、脑细胞水肿等	口渴、尿少、脱水表现、休克等

水通道蛋白

水通道蛋白是一组构成水通道、与水通透有关的细胞膜转运蛋白,在肾脏和其他器官的水吸收和分泌过程中有着不同的作用和调节机制。水通道蛋白的发现和研究,对全身水代谢的生理过程和水平衡紊乱的机制会有更多的新认识。

二、水 肿

过多的液体在组织间隙或体腔中积聚称为水肿。如水肿发生在体腔称为积水或积液,如腹水、胸腔积液等。

水肿按发生的原因分为心性水肿、肝性水肿、肾性水肿、炎性水肿、淋巴性水肿等;按水肿发生的部位分为皮下水肿、肺水肿、脑水肿、喉头水肿等;按水肿发生的范围分为局部性水肿、全身性水肿。

(一) 水肿的发生机制

正常人体液容量和组织液容量是相对恒定的,这种恒定有赖于机体内外液体交换平衡和血管内外液体交换平衡的调节。如果平衡失调,即可导致水肿的发生。

1. 血管内外液体交换失衡——组织液生成大于回流 正常情况下组织间液和血浆之间不断进行液体交换,使组织液的生成与回流保持动态平衡(图 10-3)。这种平衡有赖于有效流体静压、有效胶体渗透压和淋巴回流等因素。上述一个或一个以上的因素同时或相继失调,导致组织液生成大于回流,都可能成为水肿发生的重要原因。

(1) 毛细血管流体静压增高:毛细血管流体静压增高可导致有效流体静压增高,使有效滤过压增大,组织液生成增多,引起水肿的发生。毛细血管流体静压增高的常见原因是静脉压增高。充血性心力衰竭时静脉压增高可成为全身水肿的重要原因;肿瘤压迫静脉或静脉血栓形成可使毛细血管的流体静压增高,引起局部水肿。

(2) 血浆胶体渗透压降低:血浆胶体渗透压主要取决于血浆白蛋白的含量。当血浆白蛋白减少时,血浆胶体渗透压下降,使有效滤过压增大,组织液生成增加,可发生水肿。引起血浆白蛋白减少的原因主要有:①蛋白质合成障碍,见于肝硬化和严重营养不良。②蛋白质丢失过多,见于肾病综合征时大量蛋白质从尿中丢失。③蛋白质分解代谢增强,见于慢性消耗性疾病如结核病、恶性肿瘤等。

(3) 微血管壁通透性增加:正常时,毛细血管只允许微量蛋白质滤出。当各种炎症,包括感染、烧伤、冻伤、化学伤及昆虫咬伤等因素使微血管壁的通透性增加时,血浆蛋白滤出

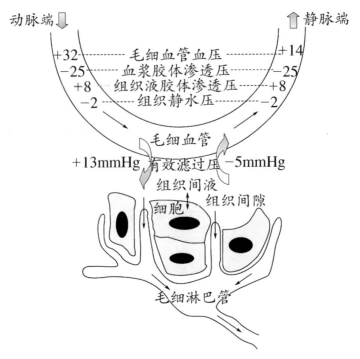

图 10-3 血管内外液体交换示意图

增多,使血浆胶体渗透压降低而组织液胶体渗透压增高,导致组织液滤出增多、回流减少而发生水肿。

(4)淋巴回流受阻:正常情况下,淋巴回流不仅能把组织液及其所含蛋白回收到血液循环,而且在组织液生成增多时还能代偿回流,具有重要的抗水肿作用。淋巴回流受阻时,含蛋白的水肿液就可在组织间隙积聚,形成淋巴性水肿。常见的原因有:恶性肿瘤侵入并堵塞淋巴管,可致相应部位水肿;丝虫病时主要的淋巴管道被成虫阻塞,引起下肢和阴囊的慢性水肿。

2. 机体内外液体交换失衡——水、钠潴留　肾通过肾小球-肾小管平衡(简称球-管平衡)在水、钠平衡调节中发挥重要作用。如果某些因素使球-管平衡失调,可导致水、钠潴留,引起水肿的发生(图 10-4)。

(1)肾小球滤过率下降:当肾小球滤过减少,不伴有肾小管重吸收相应减少时,导致水、钠潴留。常见原因有:①广泛的肾小球病变,如急、慢性肾小球肾炎时,大量肾小球发生病变,使肾小球滤过面积减少。②有效循环血量明显减少,如充血性心力衰竭、肾病综合征等使有效循环血量减少,肾血流量下降,同时激活肾素-血管紧张素系统,使肾血管收缩,肾血流量进一步减少。

(2)肾近曲小管重吸收水、钠增加:充血性心力衰竭、肾病综合征时,肾血流量随有效循环血量的减少而下降,由于肾出球小动脉比入球小动脉收缩更明显,肾小球滤过率相对较高,肾小球滤过分数增加。由于肾小球滤过率升高,通过肾小球后,流入肾小管周围毛细血管的血液中蛋白和血浆胶体渗透压也相应升高,使近曲肾小管重吸收水、钠增多。有效循环血量明显减少时,使心房钠尿肽分泌减少,近曲小管对水、钠的重吸收增加,导致

130

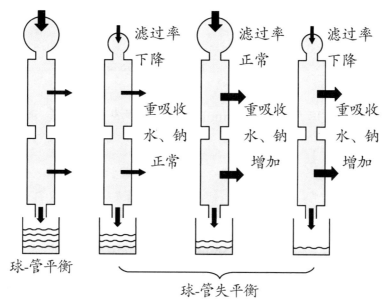

图 10-4　球 - 管平衡失调示意图

水、钠潴留。

（3）肾远曲小管和集合管重吸收水、钠增加：远曲小管和集合管重吸收水、钠的作用受醛固酮和抗利尿激素等激素的调节。各种原因如充血性心力衰竭、肾病综合征及肝硬化等，引起有效循环血量减少，可使醛固酮和抗利尿激素分泌增加，而灭活减少，促进肾远曲小管和集合管对水、钠的重吸收，引起水、钠潴留。

水肿的发生与发展常是多种因素先后或同时作用的结果。因此，在医疗实践中，必须对不同患者进行具体分析，选择适宜的治疗和护理方案。

（二）水肿的特点及对机体的影响

1. 水肿的特点

（1）水肿的大体特点：发生水肿的组织或器官体积增大、重量增加、包膜紧张、功能下降。皮下水肿时液体在皮下组织间隙大量积聚，用手指按压时可出现凹陷，称为凹陷性水肿，又称显性水肿。水肿患者在出现凹陷之前已有组织液的增多，可达原体重的 10%，称隐性水肿。

（2）水肿的分布特点：心源性水肿首先出现于身体的下垂部位，如下肢，尤其是踝部明显。肾性水肿首先是面部尤其是眼睑等疏松部位的水肿。肝源性水肿主要表现为腹水。

2. 水肿对机体的影响　炎性水肿具有稀释毒素、运输抗体等抗损伤作用，但其他水肿对机体有不同程度的影响，主要取决于水肿发生的部位、程度、发生速度和水肿持续的时间等。组织间液过多加大细胞与毛细血管间的距离，导致细胞营养障碍；脑水肿可引起颅内压升高，甚至形成脑疝致死；肺水肿可导致呼吸困难、缺氧甚至呼吸衰竭；喉头水肿可造成气道阻塞，严重者窒息死亡。

第二节 钾代谢紊乱

正常人体内血清钾浓度为 3.5~5.5mmol/L。按血钾浓度的高低,钾代谢紊乱分为低钾血症和高钾血症。

一、低钾血症

低钾血症是指血清 K^+ 浓度低于 3.5mmol/L。但应注意低钾血症并不意味着总钾量减少,多数情况下,低钾血症常伴有缺钾。

(一) 原因和机制

1. 钾摄入不足　见于长期不能进食或不愿进食的患者,如消化道梗阻、昏迷、手术后长期禁食及神经性厌食等。

2. 钾丢失过多　这是低钾血症最常见的原因。常见于:

(1) 经消化道失钾:主要见于严重呕吐、腹泻、胃肠减压及肠瘘等造成大量含 K^+ 消化液丧失。

(2) 经肾失钾:长期大量应用排钾利尿剂,原发性和继发性醛固酮增多症,各种肾脏疾病,如急性肾衰竭多尿期、肾小管性酸中毒、失钾性肾病等,均使肾脏排钾增多。

(3) 经皮肤丢失:大量出汗丢失较多的钾,未及时补充引起低钾血症。

3. 细胞外钾转入细胞内　主要见于碱中毒;β 受体激动剂肾上腺素、沙丁胺醇的使用;过量胰岛素使用;某些毒物,如钡中毒、粗制棉籽油中毒;遗传病低钾血症型周期性瘫痪等。上述因素使得细胞外液的钾较多地转入细胞内,可引起低钾血症,但机体的总钾量并不减少。

(二) 对机体的影响

1. 对神经 - 肌肉的影响　急性低钾血症时,由于细胞外液 K^+ 浓度急剧下降,细胞内 K^+ 外流增多,导致静息电位负值增大,神经肌肉处于超极化阻滞状态,去极化发生障碍,兴奋性降低,故引起骨骼肌和胃肠道平滑肌松弛无力或弛缓性麻痹。

2. 对心肌的影响　低钾血症时,心肌细胞膜对 K^+ 的通透性降低,静息电位与阈电位之间的差距缩短,心肌兴奋性增高。由于心肌静息电位减小,0 期去极化的速度减慢,幅度变小,心肌传导性降低。由于心肌细胞膜对 K^+ 通透性降低,复极化 4 期 K^+ 的外流速度减慢,而 Na^+ 内流速度相对加快,使自动去极速度加快,心肌自律性增高。轻度低钾血症时由于低血钾对 Ca^{2+} 内流抑制作用减弱,复极化 2 期内流 Ca^{2+} 增多,心肌收缩性增强。但严重或慢性低钾血症,因细胞内缺钾,心肌细胞变性、坏死而导致心肌收缩性减弱。

3. 对酸碱平衡的影响　低钾血症引起代谢性碱中毒,同时出现反常性酸性尿。发生

机制是细胞外液 K^+ 浓度降低,细胞内 K^+ 外流而细胞外 H^+ 内移,引起细胞外液碱中毒;此时肾小管 K^+-Na^+ 交换减弱而 H^+-Na^+ 交换增强,加重代谢性碱中毒,而尿液呈酸性。

(三)防治的病理生理基础

1. 防治原发病。

2. 补钾　最好口服补钾;不能口服或病情严重时考虑静脉滴注补钾。补钾过程中密切观察患者的尿量、心率、心律等,定时检测血钾浓度。

3. 纠正水和其他电解质代谢紊乱。

二、高 钾 血 症

高钾血症是指血清 K^+ 浓度高于 5.5mmol/L。

(一)原因和机制

1. 钾摄入过多　主要见于处理不当,如静脉输入过多钾盐。

2. 钾排出减少　主要是肾排钾减少,这是引起高钾血症最主要的原因。常见于急性或慢性肾功能衰竭、醛固酮分泌减少或机体对醛固酮的反应低下、长期使用保钾利尿剂等。

3. 细胞内钾向细胞外转移　主要见于酸中毒;高血糖合并胰岛素不足;β 受体阻断剂、洋地黄类药物及肌肉松弛剂氯化琥珀胆碱等药物的使用;缺氧;组织分解,如溶血、挤压综合征;遗传病高钾血症型周期性瘫痪等。上述因素导致细胞内钾迅速转到细胞外,当超过肾脏的排钾能力时,血钾浓度升高。

4. 假性高钾血症　是指测得的血清钾浓度增高而实际上血浆钾浓度并未增高的情况。见于静脉穿刺造成的红细胞机械性损伤;白细胞增多或血小板增多患者。

(二)对机体的影响

1. 对神经 - 肌肉组织的影响　急性轻度高钾血症时,由于细胞膜内外 K^+ 浓度差减小,细胞内 K^+ 外流减少,使静息电位变小,神经肌肉兴奋性增高。主要表现为感觉异常、刺痛、肌肉轻度震颤等症状。急性重度高钾血症时,由于静息电位负值显著变小几乎接近阈电位水平,细胞膜上快钠通道失活,细胞处于去极化阻滞状态而不能兴奋,表现为肌肉软弱无力、腱反射减弱或消失,乃至弛缓性麻痹。

2. 对心肌的影响　高钾血症对心肌的毒性作用极强,可发生致命性心室颤动和心搏骤停。急性轻度高钾血症时,心肌细胞静息电位轻度减小,引起兴奋所需阈刺激也较小,心肌兴奋性增高;急性重度高钾血症时,由于静息电位过小,心肌兴奋性降低。高钾血症时,由于静息电位减小,动作电位 0 期去极化的幅度变小、速度减慢使心肌传导性降低。高钾血症时心肌细胞膜对 K^+ 的通透性增高,复极化 4 期 K^+ 外流增加而 Na^+ 的内流减慢,使自动去极化减慢,引起心肌自律性降低。高钾血症抑制钙内流,使心肌收缩性降低。

3. 对酸碱平衡的影响　高钾血症引起代谢性酸中毒,并出现反常性碱性尿。发生机制是细胞外液 K^+ 浓度升高,细胞外液 K^+ 内移而细胞内液 H^+ 外流,引起细胞外液酸中毒;

此时肾小管 H^+-Na^+ 交换减弱而 K^+-Na^+ 交换增强,加重代谢性酸中毒,而尿液呈碱性。

(三)防治的病理生理基础

1. 去除病因,防治原发病。

2. 降低血钾浓度 减少钾的摄入,用透析疗法和阳离子交换树脂口服或灌肠法,增加肾脏和肠道排钾。应用葡萄糖和胰岛素静脉输入促进糖原合成,或输入碳酸氢钠提高血液 pH,促使钾向细胞内转移,降低血钾浓度。

3. 应用钙剂和钠盐以改善心肌电生理。

4. 纠正其他电解质代谢紊乱。

脱水根据伴有的血钠或渗透压的变化,分为高渗性脱水、低渗性脱水和等渗性脱水。高渗性脱水是血清钠浓度 >150mmol/L、血浆渗透压 >310mmol/L;低渗性脱水是血清钠浓度 <130mmol/L,血浆渗透压 <280mmol/L;等渗性脱水是水、钠等比例丢失,血清钠浓度为 130~150mmol/L,血浆渗透压为 280~310mmol/L。

水肿是指过多的液体在组织间隙或体腔中积聚,其发生的基本机制包括血管内外液体交换失衡和机体内外液体交换失衡两个方面。

钾代谢紊乱分为低钾血症和高钾血症。低钾血症是血清 K^+ 浓度低于 3.5mmol/L,高钾血症是血清 K^+ 浓度高于 5.5mmol/L。

(曹冬霞)

目标测试

一、名词解释

高渗性脱水 低渗性脱水 等渗性脱水 水肿 低钾血症 高钾血症

二、填空题

1. 等渗性脱水如果不做处理可转变为_____;如果仅补水未补盐可转变为_____。

2. 水肿发生基本机制是_____和_____。

3. 急性轻度高钾血症,心肌兴奋性_____;急性重度高钾血症,心肌兴奋性_____。

三、思考题

1. 临床上有哪些常见的脱水类型,其主要特点是什么?

2. 试述血管内外液体交换失衡的原因和机制。

3. 简述高钾血症最主要的原因。

第十一章 | 发 热

11章 数字资源

学习目标

1. 掌握：发热、过热、发热激活物、内生致热原的概念。
2. 熟悉：发热的原因与发生机制及发热时机体功能和代谢的变化。
3. 了解：发热的分期。

病例分析

患者，男，40 岁，发热、咽喉肿痛、鼻塞及咳嗽 3 天。体检：体温 38.5℃，咽部充血。心律齐，心率 90 次 /min，未闻及杂音；两肺呼吸音清晰；腹平软无压痛，肝脾未扪及。

请问：1. 什么是发热？

2. 引起患者发热的原因是什么？

3. 发热是如何发生的？

为适应正常生命活动的需要，人体具有相对稳定的体温和完善的体温调节系统。正常成人体温维持在 37℃ 左右，这是在体温调节中枢的调控下实现的。体温高于正常与发热并非完全等同，体温升高包括两种情况(图 11-1)。①生理性体温升高：在某些生理情况下，生理功能增强引起体温升高，见于剧烈运动、月经前期、生理性应激等，对机体不产生

体温升高
- 生理性体温升高(月经前期、剧烈运动、生理性应激等)
- 病理性体温升高
  - 发热(调节性体温升高，与调定点相适应)
  - 过热(被动性体温升高，超过调定点水平)

图 11-1 体温升高的分类

危害,也无需治疗。②病理性体温升高:包括发热和过热。

第一节 概 念

发热是由于在致热原的作用下使体温调节中枢的调定点上移而引起的调节性体温升高,是一种主动性体温升高。而过热是由于体温调节障碍、散热障碍或产热器官功能异常等引起的体温升高,是一种被动性体温升高,主要见于甲状腺功能亢进、皮肤鱼鳞病、中暑、下丘脑损伤等。发热与过热的区别见表 11-1。

表 11-1 发热与过热的区别

	发热	过热
体温	调节性升高	被动性升高
体温调节能力	正常	障碍
体温调定点水平	上移	正常
体温与调定点的关系	相适应	体温高于调定点水平
产热、散热器官功能	正常	异常

发热不是独立的疾病,而是临床上许多疾病所伴有的病理过程和临床表现,也是疾病发生的重要信号。了解发热的特点,对判断病情、评价疗效和估计预后,具有重要的参考意义。

第二节 原因与发生机制

一、发热的原因

(一) 发热激活物

发热通常是由发热激活物作用于机体引起的。发热激活物是指能够激活体内产内生致热原细胞,使之产生并释放内生致热原的物质,包括外致热原和某些体内产物。

1. 外致热原 指来自体外的致热物质。主要包括病原体(细菌、病毒、真菌、螺旋体、疟原虫等)及其代谢产物。其中,革兰氏阴性细菌的内毒素是最常见的外致热原。这种毒素耐热性高,一般方法难以清除,是血液制品和输液过程中的主要污染物。

2. 体内产物 包括抗原抗体复合物、类固醇及大量破坏的体内组织等。

(二) 内生致热原

内生致热原(EP)是由体内产内生致热原细胞在发热激活物的作用下,产生和释放的能引起体温升高的物质。内生致热原的产生和释放是一个复杂的细胞信息传递和基因表达调控的过程。

体内产内生致热原细胞包括单核细胞、巨噬细胞、内皮细胞、淋巴细胞、星状细胞以及肿瘤细胞等。由这些细胞产生和释放的内生致热原种类有白细胞介素 -1、肿瘤坏死因子、干扰素、白细胞介素 -6、巨噬细胞炎症蛋白 -1 等。

前沿知识

发热中枢调节介质

研究证实,进入脑内的内生致热原首先作用于体温调节中枢,引起发热中枢介质的释放。发热中枢介质分为:正调节介质和负调节介质。正调节介质是可引起体温上升的中枢发热介质,包括前列腺素 E(PGE)、环磷酸腺苷(cAMP)、一氧化氮(NO)、Na^+/Ca^{2+} 比值等;负调节介质是可引起体温下降的中枢发热介质,包括精氨酸血管升压素(AVP)、α- 黑素细胞刺激素(α-MSH)、脂皮质蛋白 -1(lipocortin-1)等。正、负调节介质同时或先后被释放,共同控制着调定点上移和上移的幅度,对于防止体温无限上升而危及生命具有极其重要的意义。

二、发热的发生机制

发热的发生机制比较复杂,可以简单概括为:发热激活物作用于产内生致热原细胞,产生和释放内生致热原,内生致热原经不同途径将信息传递到下丘脑体温调节中枢,引起中枢正、负发热介质的释放,使体温调节中枢调定点上移。由于调定点的上移,体温调节中枢发出冲动,一方面通过运动神经使骨骼肌收缩,产热增加;另一方面通过交感神经使皮肤血管收缩,散热减少。结果机体产热大于散热,体温逐渐升高,最终达到新调定点的水平(图 11-2)。

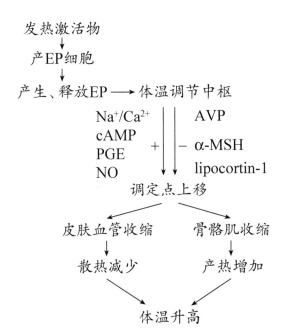

图 11-2　发热的发生机制

第三节 分　　期

发热的过程大致分为三个时期:体温上升期、高热持续期、体温下降期(图 11-3)。

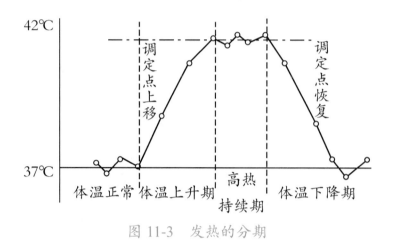

图 11-3　发热的分期

一、体温上升期

在发热的开始阶段,由于调定点的上移,原来的正常体温变成"冷刺激",体温调节中枢发出指令通过交感神经引起皮肤血管收缩、血流减少,竖毛肌收缩,导致皮肤温度降低和散热减少;同时指令到达产热器官,引起骨骼肌收缩和物质代谢加强,产热增加。因此,体温逐渐升高,称为体温上升期。此期患者出现发冷、恶寒、寒战、皮肤苍白等临床表现。热代谢特点是产热增多,散热减少,体温上升。

二、高热持续期

当体温升高到新调定点水平时,不再继续上升,而是在与新调定点相适应的高水平上波动,称为高热持续期,也称高峰期或稽留期。此期患者寒战停止,皮肤血管扩张,血流量增加,皮肤温度上升,有酷热感,寒冷感消失,皮肤和口唇比较干燥。热代谢特点是产热与散热在高水平上保持相对平衡。

三、体温下降期

随着病因的消除,体温调节中枢的调定点返回到正常水平。由于血液温度高于调定点的温度,通过调节作用使皮肤血管扩张,散热增强,产热减少,体温逐渐下降恢复到正常水平。此期患者主要临床表现为大量出汗,严重者可导致脱水,应注意补充水和电解质。热代谢特点是散热增强,产热减少,体温下降。

第四节　机体代谢和功能的变化

一、物质代谢的变化

体温升高时物质代谢加快。一般认为,体温每升高 1℃,基础代谢率会提高 13%。所以,发热患者的物质消耗明显增多,如果发热时间过长而营养物质又没有得到相应的补充,患者会因消耗自身物质而逐渐消瘦,体重下降。

1. 糖代谢　发热时由于产热的需要,能量消耗大增,因而糖的分解代谢增强,糖原贮备减少。在寒战期间,由于肌肉活动量加大,氧相对供应不足,乳酸生成增加,所以发热患者最容易出现代谢性酸中毒。

2. 脂肪代谢　发热时因能量消耗增加,脂肪分解明显加强。由于糖原不断被消耗,使糖原储备不断减少,加之发热患者食欲差,糖摄入不足,致使机体动员储备的脂肪。由于氧相对供应不足,脂肪氧化不全,患者可出现酮血症甚至酮尿。

3. 蛋白质代谢　发热时,患者体内蛋白质的分解加强,可引起患者血浆蛋白含量减少、氮质血症、尿氮含量增加(尿氮可比正常人增加 2~3 倍)等。蛋白质分解加强可为肝脏提供大量游离氨基酸,用于急性期反应蛋白的合成和组织修复。但长期发热患者如果未能及时补充足够的蛋白质,将产生负氮平衡,可出现机体抵抗力下降和组织修复能力减弱等表现。

4. 维生素代谢　发热时由于糖、蛋白质、脂肪的分解代谢增强,使维生素的消耗增多,加之患者食欲减退和消化液分泌减少致使维生素摄入不足,因此容易发生维生素缺乏,特别是维生素 C 和维生素 B 族的缺乏。

5. 水、电解质的代谢　在体温上升期,由于肾血管收缩,肾血流量减少,患者尿量减少,水、Na^+、Cl^- 潴留。在体温下降期,由于尿量恢复、皮肤和呼吸道的水分蒸发增加及大量出汗,导致水分大量丢失,患者可发生脱水。因此,高热患者退热期应及时补充水分和适当补充电解质。

二、生理功能的变化

1. 中枢神经系统　发热使神经系统兴奋性增高,患者可能出现头痛、头晕、失眠等,高热患者甚至可以出现烦躁不安、谵妄、谵语、幻觉等表现;部分高热患者中枢神经系统功能可处于抑制状态,出现表情淡漠、嗜睡等。在小儿,高热容易引起全身或局部的肌肉抽搐,称为高热惊厥,其发生机制可能与小儿中枢神经系统发育未成熟有关。因此,发热患者应注意保护中枢神经系统功能。

2. 循环系统　发热时由于窦房结受血温升高的刺激,患者心率加快,一般体温每升高 1℃,心率约增加 18 次 /min,儿童心率增加史明显。在一定限度内(150 次 /min)心率加快可增加心输出量,超过此限度,心输出量反而下降。心率增快加重了心脏的负荷,对患有心脏病的患者可诱发心力衰竭。因此,发热患者应安静休息,减少体力活动和情绪激动,以避免心率过快诱发心衰。体温上升期,心率加快和外周血管收缩,可使血压轻度升高。体温下降期因外周血管舒张和大量出汗,患者血压可略下降。少数患者可因大量出汗而致虚脱,甚至发生循环衰竭,应及时预防。

3. 呼吸系统　发热时由于血液温度升高以及体内酸性代谢产物增多的刺激,呼吸中枢兴奋性增强,使呼吸加深、加快,从而有更多的热量从呼吸道散发,但也可因 CO_2 的排出过多而引起呼吸性碱中毒。持续高热可使呼吸中枢受抑制,致使呼吸变浅、变慢,甚至引起呼吸节律紊乱。

4. 消化系统　发热时交感神经兴奋引起消化液分泌减少、胃肠蠕动减慢,导致食物在胃肠道滞留时间过长、消化不良,使患者出现食欲减退、厌食、恶心、呕吐、腹胀、便秘等表现。由于唾液分泌的减少,患者常出现口干舌燥、口腔异味等。

5. 泌尿系统　体温上升期由于交感神经兴奋,肾血管收缩,肾血流量减少,患者尿量减少,尿比重增高。高热持续可引起肾小管上皮细胞受损,患者可出现轻度蛋白尿和管型尿。体温下降期由于肾血管扩张,患者尿量增加,尿比重逐渐降至正常。

三、防御功能的变化

发热能提高机体的抗感染能力,发热时某些免疫细胞功能加强。发热时所产生的大多数内生致热原具有一定程度的抑制或杀灭肿瘤细胞的作用;内生致热原在诱导发热的同时所引起的急性期反应也是机体防御反应的一个组成部分。发热对机体防御功能的影响利弊并存,中等程度的发热可有利于提高机体的防御功能,但高热时机体防御功能反而降低。

本章小结

　　发热不是独立的疾病,而是一种临床常见的病理过程,是由于致热原的作用下使体温调节中枢的调定点上移而引起的调节性体温升高。发热通常是由发热激活物作用于机体引起的。发热激活物是能够激活体内产内生致热原细胞,使之产生并释放内生致热原的物质。

　　发热的发生机制是发热激活物作用于产内生致热原细胞,产生和释放的内生致热原经不同途径将信息传递到下丘脑体温调节中枢,使体温调节中枢调定点上移。一方面通过运动神经使骨骼肌收缩,产热增加;另一方面通过交感神经使皮肤血管收缩,散热减少,最终机体产热大于散热,引起发热。

发热的过程大致分为体温上升期、高热持续期、体温下降期三个时期。发热时机体出现一系列物质代谢和生理功能的变化。

(曹冬霞)

 目标测试

一、名词解释

发热　过热　发热激活物　内生致热原

二、填空题

1. 病理性体温升高包括_____和_____两种情况。

2. 输液反应出现发热的原因多数是由于_____所致。

3. 发热的过程大致分为_____、_____和_____三个时期。

三、思考题

1. 体温升高就是发热吗? 发热与过热如何区别?

2. 简述发热的发生机制。

第十二章 | 缺 氧

12章 数字资源

学习目标

1. 掌握：缺氧的概念。
2. 熟悉：各型缺氧的原因、血氧变化的特点和病理临床联系；缺氧时机体的代谢和功能的变化。
3. 了解：常用的血氧指标及意义。

 病例分析

患者，女，45 岁。某日清晨 4 时患者在蔬菜温室为火炉添煤时，晕倒在温室里。2 小时后被其丈夫发现，急诊入院。患者以往身体健康。体检：体温 37.5℃，呼吸 22 次/min，脉搏 110 次/min，血压 100/70mmHg，神志不清，口唇呈樱桃红色，其他无异常发现。实验室检查：动脉血氧分压 95mmHg，血氧容量 10.8ml/dl，动脉血氧饱和度 95%，碳氧血红蛋白 30%。入院后立即吸氧，不久渐醒，给予纠酸、补液处理后，病情迅速好转。

请问：1. 患者缺氧的类型是什么？有哪些血氧指标符合？

2. 导致患者神志不清的原因是什么？发生机制如何？

氧是人体所必需的。一旦呼吸、心搏停止，数分钟内就可能死于缺氧。缺氧是慢性阻塞性肺疾病、急性呼吸窘迫综合征、严重急性呼吸综合征（SARS）、心肌梗死、缺血性脑卒中、失血性休克、氰化物中毒、CO 中毒等多种疾病共有的病理过程，也是高原、高空、坑道等特殊环境中存在的现象，是许多疾病引起死亡的最重要原因。

第一节　概　念

当组织氧供减少或不能充分利用氧,导致组织代谢、功能和形态结构异常变化的病理过程称为缺氧。

第二节　常用的血氧指标及其意义

一、血氧分压

血氧分压(PO_2)为物理溶解于血液中的氧所产生的张力。动脉血氧分压(PaO_2)正常约为 100mmHg,其高低主要取决于吸入气氧分压和肺的通气与弥散功能。静脉血氧分压(PvO_2)正常约为 40mmHg,其变化反映组织、细胞对氧的摄取和利用状态。

二、血氧容量

血氧容量(CO_2 max)是指在氧分压为 150mmHg,温度为 38℃,100ml 血液中的血红蛋白(Hb)所能结合的氧量,即 Hb 充分氧合后的最大携氧量,取决于血液中血红蛋白的质和量,反映血液携带氧的能力。正常血氧容量为 20ml/dl。

三、血氧含量

血氧含量(CO_2)是指 100ml 血液中实际含有的氧量,包括物理溶解的和化学结合的氧量。血氧含量取决于血氧分压和血氧容量。正常动脉血氧含量(CaO_2)约为 19ml/dl,静脉血氧含量(CvO_2)约为 14ml/dl。动脉 - 静脉血氧含量差(CaO_2-CvO_2)反映组织的摄氧能力,正常时约为 5ml/dl。

四、血红蛋白氧饱和度

血红蛋白氧饱和度(SO_2),简称血氧饱和度,是指血液氧合 Hb 占总 Hb 的百分数,约等于血氧含量与血氧容量的比值。正常动脉血氧饱和度(SaO_2)为 95%~98%,静脉血氧饱和度(SvO_2)为 70%~75%。SO_2 主要取决于 PO_2,二者之间的关系呈 S 形,称为氧合 Hb 解离曲线,简称氧离曲线(图 12-1)。

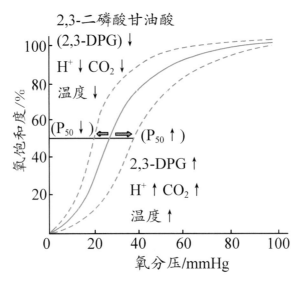

图 12-1 氧合 Hb 解离曲线及其影响因素

第三节 类 型

空气中的氧通过呼吸进入肺泡,弥散入血,大部分与血红蛋白结合,由血液循环输送到全身,最后被组织、细胞摄取利用。其中任一环节发生障碍都可引起缺氧。根据缺氧的原因和血氧变化的特点,一般可分为以下四种类型:

一、低张性缺氧

以动脉血氧分压降低、血氧含量减少为基本特征的缺氧称为低张性缺氧,又称乏氧性缺氧。

(一) 原因

1. 吸入气氧分压过低 多发生于海拔 3 000m 以上的高原、高空,或通风不良的坑道、矿井,或吸入低氧混合气体等。

2. 外呼吸功能障碍 由肺通气功能障碍和肺换气功能障碍所致。外呼吸功能障碍引起的缺氧又称呼吸性缺氧。常见于胸腔疾病、呼吸道狭窄或阻塞、肺损伤、呼吸中枢抑制或呼吸肌麻痹等。

3. 静脉血分流入动脉 多见于存在右向左分流的先天性心脏病患者,如房间隔或室间隔缺损伴有肺动脉狭窄或肺动脉高压、法洛四联症等。

(二) 血氧变化的特点

进入血液的氧减少,动脉血氧分压(PaO_2)降低,直接导致动脉血氧含量(CaO_2)降低、动脉血氧饱和度(SaO_2)降低。急性低张性缺氧时,因血红蛋白无明显变化,故血氧容量

（$CO_2 max$）一般在正常范围；但慢性缺氧者可因红细胞和血红蛋白代偿性增多而使血氧容量（$CO_2 max$）增加。低张性缺氧时，PaO_2降低，氧弥散的驱动力减小，血液向组织弥散的氧量减少，动脉 - 静脉血氧含量差（CaO_2-CvO_2）降低；但慢性缺氧时，由于组织利用氧的能力代偿性增强，动 - 静脉血氧含量差（CaO_2-CvO_2）则变化可不明显。

（三）病理临床联系

除血氧变化外，当毛细血管血液中脱氧血红蛋白浓度达到或超过 5g/dl 时（正常值约为 2.6g/dl），皮肤和黏膜呈青紫色，称为发绀。发绀通常是缺氧的表现，但发绀与缺氧常不一致。例如重度贫血患者，血红蛋白可降至 5g/dl 以下，出现严重缺氧，但不会出现发绀。红细胞增多症患者，血中脱氧血红蛋白超过 5g/dl，出现发绀，但可无缺氧症状。

二、血液性缺氧

由于血红蛋白含量减少或性质改变，使血液携氧能力降低或与血红蛋白结合的氧不易释出引起的缺氧，称血液性缺氧。本型缺氧的 PaO_2 正常，故又称等张性缺氧。

（一）原因

1. 血红蛋白含量减少　见于各种原因引起的严重贫血。

2. 一氧化碳中毒　一氧化碳（CO）与 Hb 的亲和力是氧的 210 倍，当吸入气体中含有 0.1% 的 CO 时，约有 50% 血红蛋白与之结合形成 HbCO 而失去携氧的能力。同时，CO 还可抑制红细胞内糖酵解，使 2,3- 二磷酸甘油酸（2,3-DPG）生成减少，也可导致氧离曲线左移，氧的释放减少，加重组织缺氧。

3. 血红蛋白性质改变　正常血液中，氧与血红蛋白中的二价铁离子结合，形成氧合血红蛋白。血红蛋白中的二价铁可在氧化剂的作用下氧化成三价铁，形成高铁血红蛋白。高铁血红蛋白中的 Fe^{3+} 因与羟基结合牢固，失去结合氧的能力，使组织缺氧。当食用大量含硝酸盐的腌菜后，硝酸盐经肠道细菌作用还原为亚硝酸盐，被吸收入血后，可使大量血红蛋白氧化成高铁血红蛋白，形成高铁血红蛋白血症，称为肠源性发绀。

 前沿知识

急性一氧化碳中毒迟发脑病（神经精神后发症）

急性一氧化碳中毒患者在意识障碍恢复后，经过 2～60 天的"假愈期"，可出现下列临床表现之一：①精神意识障碍，呈现痴呆木僵、谵妄状态或去皮质状态。②锥体外系神经障碍，由于基底神经节和苍白球损害出现震颤麻痹综合征。③锥体系神经损害，如偏瘫、病理反射阳性或小便失禁等。④大脑皮质局灶性功能障碍，如失语、失明、不能站立及继发性癫痫。⑤脑神经及周围神经损害，如视神经萎缩、听神经损害及周围神经病变等。

（二）血氧变化的特点

由于吸入气体中氧分压和呼吸功能均正常,动脉血氧分压(PaO_2)正常,动脉血氧饱和度(SaO_2)也正常。贫血患者血红蛋白含量降低,或 CO 中毒患者血液中 HbCO 增多,均使血氧含量(CO_2)降低。血红蛋白含量减少(贫血)或性质改变(CO 中毒、高铁血红蛋白形成),使血氧容量($CO_2 max$)降低。贫血患者毛细血管床中的平均血氧分压较低,血管-组织间的氧分压差减小,氧向组织弥散的驱动力减小,动脉-静脉血氧含量差(CaO_2-CvO_2)减小。

（三）病理临床联系

贫血患者皮肤、黏膜呈苍白色;CO 中毒患者皮肤、黏膜呈樱桃红色;高铁血红蛋白血症患者皮肤、黏膜呈棕褐色(咖啡色)或类似发绀的颜色,称肠源性发绀。

三、循环性缺氧

循环性缺氧是指因组织血流量减少,使组织供氧量减少所引起的缺氧,又称为低血流性缺氧或低动力性缺氧。其中,因动脉血灌流不足引起的缺氧称为缺血性缺氧,因静脉血回流障碍引起的缺氧称为淤血性缺氧。

（一）原因

1. 全身性循环障碍　如心力衰竭、休克等。

2. 局部性循环障碍　如动脉硬化、血管炎、血栓形成和栓塞、局部血管痉挛或受压等。

（二）血氧变化的特点

动脉血氧分压(PaO_2)、动脉血氧饱和度(SaO_2)、血氧容量($CO_2 max$)和血氧含量(CO_2)均正常。循环障碍使血液流经组织毛细血管的时间延长,细胞从单位容量血液中摄取的氧量增多,同时由于血流淤滞,二氧化碳含量增加,使氧离曲线右移,释氧增加,动脉-静脉血氧含量差(CaO_2-CvO_2)增大。

（三）病理临床联系

缺血性缺氧时,组织器官苍白。淤血性缺氧时,组织器官呈暗红色。由于细胞从血液中摄取的氧量较多,毛细血管中脱氧血红蛋白含量增加,易出现发绀。

四、组织性缺氧

机体向组织供氧正常,但组织、细胞利用氧的能力减弱而引起的缺氧,称为组织性缺氧或氧利用障碍性缺氧。

（一）原因

1. 组织中毒　甲醇、氰化物、胍乙啶、鱼藤酮及异戊巴比妥、抗霉素 A 等,直接抑制线粒体内呼吸链的功能,引起电子传递发生障碍,组织、细胞不能利用氧合成能量单位 ATP,而引起组织性缺氧。

2. 呼吸酶合成减少　多种维生素参与了许多呼吸酶辅酶的构成。维生素 B_1、维生素 B_2(核黄素)、维生素 PP(烟酰胺),这些维生素的严重缺乏可影响氧化磷酸化过程。

3. 线粒体损伤　高温、大剂量放射线照射和细菌毒素等可损伤线粒体,引起线粒体功能障碍和结构损伤,引起细胞生物氧化障碍,ATP 生成减少。

(二)血氧变化特点

动脉血氧分压(PaO_2)、动脉血氧饱和度(SaO_2)、血氧容量($CO_2 \max$)和血氧含量(CO_2)均正常。由于组织对氧的利用减少,静脉血氧分压、血氧含量和血氧饱和度都高于正常,动脉 - 静脉血氧含量差($CaO_2\text{-}CvO_2$)减小。

(三)病理临床联系

细胞用氧障碍,毛细血管中氧合血红蛋白较正常时多,患者皮肤可呈红色或玫瑰红色。

四种类型缺氧的血氧指标特点见表 12-1。

表 12-1　四型缺氧的血氧指标特点

缺氧的类型	PaO_2	CaO_2	$CO_2 \max$	SaO_2	$CaO_2\text{-}CvO_2$
乏氧性缺氧	↓	↓	N 或 ↑	↓	↓ 或 N
血液性缺氧	N	↓	↓	N	↓
循环性缺氧	N	N	N	N	↑
组织性缺氧	N	N	N	N	↓

注:正常为 N,升高为 ↑,降低为 ↓。

第四节　机体代谢和功能变化

缺氧时机体的功能与代谢变化既有代偿性反应,也有损伤性反应。各种类型的缺氧所引起的变化,既有相似之处,又各有其特点。下面以低张性缺氧为例,说明缺氧对机体的影响。

一、呼吸系统的变化

(一)代偿性反应

缺氧时 PaO_2 降低(<8kPa)可刺激颈动脉体和主动脉体化学感受器,反射性兴奋呼吸中枢,使呼吸加深加快,肺通气量增加,称为低氧通气反应,这是对急性缺氧最重要的代偿

反应,其意义在于呼吸运动加强,不仅使肺泡通气量增加,肺泡气氧分压升高,PaO$_2$也随之升高;还可增大胸廓活动幅度,吸气时胸腔负压增加,促进静脉回流,回心血量增多,促使肺血流量和心输出量增加,有利于气体在肺内交换和氧在血液中运输,从而加强氧的摄取和运输。

低张性缺氧时,呼吸的改变与缺氧的程度和缺氧持续的时间有关。如人进入4 000m高原后,肺通气量较平原水平约高65%,4~7天后可达平原水平的5~7倍,久居高原后,肺通气量逐渐回降,仅较平原高15%左右。血液性缺氧、循环性缺氧和组织性缺氧时,因动脉血氧分压正常,呼吸无明显变化。

(二)损伤性改变

急性低张性缺氧时,如从平原快速进入海拔2 500m以上的高原,因低压缺氧而发生一种高原特发性疾病——高原肺水肿。临床表现为呼吸困难,严重发绀,咳粉红色泡沫痰或白色泡沫痰,肺部有湿啰音等。其发生机制尚不清楚,可能与缺氧引起的肺水肿有关。当PaO$_2$<30mmHg时,可严重影响中枢神经系统的能量代谢,直接抑制呼吸中枢,导致肺通气量减少。中枢性呼吸衰竭表现为呼吸抑制,呼吸节律和频率不规则,出现周期性呼吸甚至呼吸停止。

二、循环系统的变化

(一)代偿性反应

1. 心输出量增加 是急性缺氧时的重要代偿机制,有利于增加对器官组织的血液供应。主要是由于低张性缺氧时,引起交感神经兴奋使心率加快,心肌收缩力增强,以及胸廓呼吸运动增强导致的静脉回流量增加与心输出量增加。

2. 肺血管收缩 急性缺氧引起的肺血管收缩,其生理学意义在于减少缺氧肺泡周围的血流,使这部分血流转向通气充分的肺泡,有利于维持肺泡通气与血流的适当比值,从而维持较高的动脉血氧分压。

3. 血液重新分布 急性缺氧时,皮肤、腹腔内脏和肾的血管因交感神经兴奋,这些部位血管收缩,血流量减少;而心、脑血管因以局部组织代谢产物的扩血管作用为主,血管扩张,血流量增多。

4. 毛细血管增生 慢性缺氧可促使缺氧组织内毛细血管增生和密度增大,缩短氧从血管向组织细胞弥散的距离,具有代偿意义。

(二)损伤性改变

1. 肺动脉高压 缺氧可引起肺小动脉持续收缩,肺循环阻力增加,形成肺动脉高压。持久的肺动脉高压,可因右心室后负荷增加而导致右心室肥大以致衰竭。

2. 心肌收缩力减弱 严重缺氧可直接抑制心血管运动中枢,引起心肌的能量代谢障碍和心肌收缩蛋白丧失,使心肌收缩力减弱。

3. 心律失常　严重缺氧可引起窦性心动过缓、期前收缩,甚至发生心室颤动。严重的心肌受损可导致完全的传导阻滞。

4. 回心血量减少　严重缺氧可直接抑制呼吸中枢,使胸廓运动减弱,导致静脉血回流减少。全身性严重而持久的缺氧使体内产生大量乳酸、腺苷等扩血管物质,大量血液淤积在外周血管,回心血量减少,心输出量减少。

三、血液系统的变化

（一）代偿性反应

1. 红细胞和血红蛋白增多　慢性缺氧时,红细胞增多主要是由于肾生成和释放促红细胞生成素增加,骨髓造血增强所致。红细胞和血红蛋白含量增多可增加血液的氧容量和氧含量,增加组织的供氧量,是机体对慢性缺氧的一种重要的代偿性反应。

2. 红细胞释放氧的能力增强　缺氧时,红细胞中的 2,3-DPG 增多,Hb 与氧亲和力降低,氧离曲线右移,有利于红细胞释放出更多的氧,供组织、细胞利用。

（二）损伤性改变

少数人血液中红细胞过度增加,会引起血液黏滞度和血流阻力增大,导致微循环障碍,加重组织细胞缺氧,出现头痛、头晕、失眠等多种症状,并易导致血栓形成等并发症,称高原红细胞增多症。

四、中枢神经系统的变化

脑组织的能量主要来自葡萄糖的有氧氧化,而脑内葡萄糖和氧的储备量很少,因此脑对缺氧十分敏感,对缺氧的耐受性差。急性缺氧可出现头痛、思维能力降低、情绪激动及运动不协调等。严重者可出现惊厥或意识丧失。慢性缺氧时精神症状比较缓和,表现为注意力不集中,记忆力减退,易疲劳,轻度精神抑郁等。

五、组织细胞的变化

（一）代偿性反应

1. 细胞利用氧的能力增强　慢性缺氧可使细胞内线粒体数目增多,表面积增大,线粒体呼吸链中的酶如琥珀酸脱氢酶、细胞色素氧化酶含量增多,活性增强,提高细胞对氧的利用能力。

2. 糖酵解增强　缺氧时 ATP 生成减少,ATP/ADP 比值下降,使磷酸果糖激酶活性增强(磷酸果糖激酶是糖酵解的限速酶),糖酵解过程加强。糖酵解通过底物磷酸化,在不消耗氧的情况下生产 ATP,以补偿能量的不足。

3. 载氧蛋白增加　慢性缺氧时,细胞载氧蛋白(肌红蛋白、脑红蛋白及胞红蛋白)含量增加,组织、细胞对氧的摄取和储存能力增强,增加了体内氧的贮存。当肌细胞氧分压进一步降低时,肌红蛋白可释放出一定量的氧,供组织、细胞利用。除肌红蛋白外,有载氧作用的脑红蛋白、胞红蛋白在慢性缺氧时也增加。

4. 低代谢状态　缺氧时,机体细胞会通过减少糖、蛋白质的合成等方式,使细胞的耗能过程减弱从而减少氧的消耗,以维持氧的供需平衡。

(二)损伤性改变

1. 细胞膜损伤　缺氧时 ATP 生成减少,使细胞膜上离子泵功能障碍,加上酸中毒使细胞膜通透性升高,导致细胞内 Na^+ 增多,K^+ 减少,Ca^{2+} 的通透性增加,Ca^{2+} 内流增多。细胞内 Ca^{2+} 超载等,加重组织细胞的损伤。

2. 线粒体损伤　严重缺氧可引起线粒体结构损伤,表现为线粒体肿胀,嵴断裂崩解,外膜破裂及基质外溢等。

3. 溶酶体损伤　缺氧导致酸中毒和钙超载可激活磷脂酶,分解膜磷脂,使溶酶体膜的稳定性降低,通透性增高,严重时溶酶体可以破裂。大量蛋白水解酶逸出引起细胞自溶或其他组织细胞的损伤。

本章小结　　当组织氧供减少或不能充分利用氧,导致组织代谢、功能和形态结构异常变化的病理过程称为缺氧。缺氧分为低张性缺氧、血液性缺氧、循环性缺氧、组织性缺氧四种类型。

当毛细血管中脱氧血红蛋白平均浓度大于50g/L 时,皮肤、黏膜呈青紫色,称为发绀。贫血患者皮肤苍白;CO 中毒呈樱桃红色;高铁血红蛋白血症患者,皮肤黏膜呈棕褐色(咖啡色)或类似发绀的颜色,称为肠源性发绀。

(吕红霞)

 目标测试

一、名词解释
缺氧　乏氧性缺氧　发绀　血液性缺氧

二、填空题

1. 常用的血氧指标有_____、_____、_____、_____。

2. 缺氧一般分为_____种类型。一些先天性心脏病引起的静脉血掺杂入动脉导致的缺氧属于_____缺氧,通常其动脉血氧分压_____。

3. 毛细血管中_____平均浓度增加到_____以上,可使皮肤与黏膜呈青紫色,称为发绀。

4. 外呼吸功能障碍,因肺_____功能障碍和肺_____功能障碍,此型缺氧又称为_____缺氧。

5. 缺氧可分为_____、_____、_____、_____四种类型。

三、思考题

1. 比较各种类型缺氧血氧变化的异同。

2. 血液性缺氧的原因有哪些?

第十三章 | 休 克

13章 数字资源

1. 掌握：休克的概念、发生机制及微循环变化。
2. 熟悉：休克的原因、机体代谢和功能变化。
3. 了解：休克的分类。

第一节 概 念

休克是指各种强烈致病因素引起机体有效循环血量急剧下降，使组织器官微循环血液灌流量严重不足，导致重要器官功能、代谢发生严重障碍的全身性病理过程。休克的主要临床表现有面色苍白、发绀、四肢湿冷、血压下降、脉压缩小、脉搏细速、尿量减少、呼吸急促和神志淡漠等。休克发生、发展急骤，进展迅速，如不及时救治可危及生命。

第二节 原因及分类

 病例分析

患者，女，29 岁，因车祸头部及肢体多处创伤，伴有大量出血（估计 1 000ml 以上），由救护车接回医院。查体：T 37.8℃，P 110 次 /min，R 25 次 /min，BP 78/48mmHg，神志不清，皮肤发绀、有花斑、四肢湿冷。

请问：1. 该患者目前最主要的问题是什么？

2. 导致该患者出现以上问题的主要原因是什么？

一、原　因

引起休克的原因很多,常见的有:

1. 失血和失液　外伤出血、消化道出血(如消化性溃疡出血、食管静脉曲张破裂等)、妇产科疾病(如产后大出血)等引起的大量失血均可引起失血性休克。剧烈呕吐或腹泻、肠梗阻及大汗淋漓等可导致大量体液丢失而引起失液性休克。

2. 烧伤　大面积烧伤可有大量血浆渗出,导致体液丢失、有效循环血量减少,引起烧伤性休克。烧伤性休克早期主要与疼痛及低血容量有关,晚期因继发感染可发展为感染性休克。

3. 感染　细菌、病毒、真菌等病原微生物引起严重感染时常发生感染性休克。感染性休克常伴有毒血症和败血症。

4. 创伤　各种严重创伤,特别是有一定量的出血、强烈的疼痛刺激时常引起创伤性休克。

5. 过敏　过敏体质者注射某些药物(如青霉素)、血清制剂或疫苗可引起过敏性休克。

6. 心脏病变　大面积急性心肌梗死、急性心肌炎、心脏压塞及严重心律失常等心脏病变,使心输出量急剧下降,有效循环血量和灌流量明显减少,引起心源性休克。

7. 神经源性因素　剧烈疼痛、高位脊髓麻醉或脊髓损伤等引起血管运动中枢抑制,阻力血管扩张,回心血量减少及血压下降,有效循环血量相对不足,导致神经源性休克。

二、分　类

引起休克的原因很多,分类方法也有多种,比较常用的分类方法有:

(一) 按休克的病因分类

可分为失血或失液性休克、烧伤性休克、感染性休克、创伤性休克、过敏性休克、心源性休克、神经源性休克等。

(二) 按休克发生的始动环节分类

各种引起休克的原因作用于机体后主要通过血容量减少、血管床容量增加和心泵功能障碍三个始动环节使有效循环血量急剧减少,组织血液灌流量不足而导致休克(图 13-1)。因此根据休克发生的始动环节分为以下三类:

1. 低血容量性休克　由于血容量减少而引起的休克称为低血容量性休克。常见于失血、失液、烧伤等。

2. 心源性休克　由于心脏泵血功能障碍,心输出量急剧减少,有效循环血量下降而引起的休克称为心源性休克。常见于大面积心肌梗死、心肌病、严重心律失常、心脏瓣膜

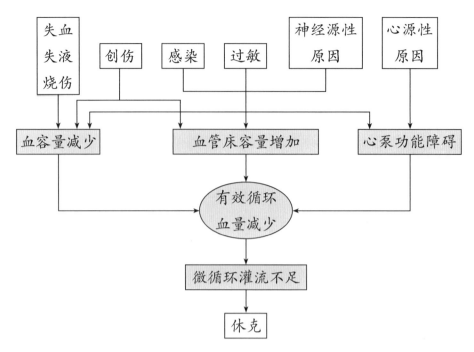

图 13-1 休克发生的始动环节模式示意图

病、急性心脏压塞及肺动脉高压等。

3. 血管源性休克　由于外周血管扩张,血管床容量增加,大量血液淤积在扩张的小血管内,使有效循环血量减少而引起的休克称为血管源性休克。常见于过敏性休克、感染性休克和神经源性休克。

第三节　发生机制及微循环变化

休克的发生机制尚未完全阐明,但目前认为休克发生最主要的机制是微循环障碍。

微循环是指微动脉与微静脉之间的血液循环,是血液与组织进行物质交换的基本结构和功能单位。微循环由微动脉、后微动脉、毛细血管前括约肌、真毛细血管、动静脉短路、直捷通路及微静脉构成(图 13-2)。微动脉、后微动脉及毛细血管前括约肌又称前阻力血管,决定微循环的灌入量;微静脉又称后阻力血管,决定微循环的流出量。

根据微循环的变化,休克发展过程分为三期:微循环缺血期、微循环淤血期及微循环衰竭期。

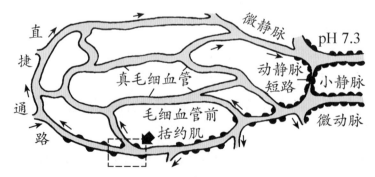

图 13-2　机体正常微循环示意图

一、微循环缺血期

此期又称为休克早期或休克代偿期。

1. 发生机制及微循环变化特点　各种原因引起交感 - 肾上腺髓质系统强烈兴奋,儿茶酚胺大量释放入血;肾脏缺血使肾素 - 血管紧张素 - 醛固酮系统活性增强,产生大量的血管紧张素Ⅱ。以上因素使小血管强烈收缩或痉挛,微动脉、后微动脉和毛细血管前括约肌及微静脉收缩,尤其是前阻力血管收缩更明显;真毛细血管关闭,血液通过直捷通路和开放的动静脉吻合支回流。此期微循环灌流特点:少灌少流,灌少于流,微循环处于缺血、缺氧状态(图 13-3)。

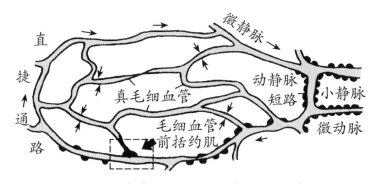

图 13-3　休克微循环缺血期变化示意图

2. 微循环变化的代偿意义　休克早期微循环的变化尽管造成许多器官的缺血、缺氧,但对机体具有一定的代偿意义。

(1) 维持动脉血压正常:休克早期由于交感神经兴奋和儿茶酚胺增多,皮肤及肝、脾等储血器官的微静脉、小静脉发生收缩,回心血量增加,维持动脉血压,这种代偿起到"自身输血"作用;由于微动脉、后微动脉、毛细血管前括约肌的明显收缩,导致毛细血管前阻力大于后阻力,毛细血管中流体静压降低,组织间液回流进入血管,血容量增加,使回心血量增加,起到"自身输液"的作用;此外,肾小管的重吸收增加及交感 - 肾上腺髓质系统兴奋引起心率加快、心肌收缩力加强、心输出量增多等。这些代偿性变化都能够维持血压在正常范围或略高于正常。

(2) 保证心脑血液供应:机体各器官对儿茶酚胺等缩血管物质的反应性不同。因皮肤、腹腔内脏和肾的小血管有丰富的交感缩血管纤维和 α 受体密度高,对儿茶酚胺比较敏感,血管收缩明显,组织内血液流入明显减少。而心、脑对交感神经兴奋和儿茶酚胺反应较弱,血管无明显改变。此外,休克早期血压正常,从而保证了心、脑的血液供应。

3. 病理临床联系　此期患者烦躁不安,面色苍白、四肢湿冷,脉搏细速、心率加快,血压正常、脉压减小,尿量减少。

二、微循环淤血期

此期又称为休克中期或休克进展期。

1. 发生机制及微循环变化特点　若休克早期未得到及时合理的治疗,微循环持续性缺血使组织缺氧,产生乳酸等酸性物质增多而引起酸中毒。由于微动脉和毛细血管前括约肌对酸耐受性差,因而对儿茶酚胺的反应性降低,使微动脉、后微动脉及毛细血管前括约肌扩张,大量血液灌入真毛细血管;而微静脉、小静脉对酸性物质的耐受性较强,因而仍对儿茶酚胺产生反应而收缩。此期微循环灌流特点:灌而少流,灌大于流,微循环处于淤血缺氧状态(图 13-4)。

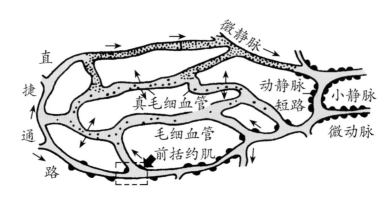

图 13-4　休克微循环淤血期变化示意图

2. 微循环失代偿的产生　由于微循环内血液淤积,流体静压增高,血管扩张通透性增加,血浆大量外渗进入组织间隙,血液黏稠度增高,有效循环血量减少,回心血量减少,心输出量降低,血压明显下降,心、脑供血不足,微循环缺氧更加严重,使休克进一步恶化。

3. 病理临床联系　此期患者神志淡漠、意识模糊甚至昏迷,皮肤出现发绀或花斑,脉搏细速、心率加快,血压明显下降、脉压缩小,少尿或无尿。

三、微循环衰竭期

此期又称为休克晚期或休克难治期。

1. 发生机制及微循环变化特点　严重缺氧和酸中毒使微血管平滑肌高度麻痹、扩张,并对血管活性物质失去反应,微循环严重淤血,使血流缓慢或停止。由于严重缺氧和酸中毒,损伤血管内皮细胞,使内皮下胶原纤维暴露,激活内源性凝血系统,同时由于血流缓慢或血液进一步浓缩,血小板和红细胞易于集聚引起弥散性血管内凝血(DIC)。DIC 一旦发生,微循环内大量形成微血栓,广泛性微血管阻塞。此期微循环灌流特点:不灌不流,微循环处于衰竭状态(图 13-5)。

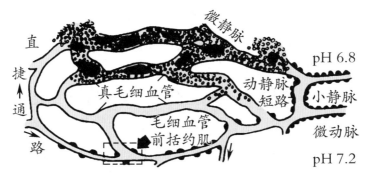

图 13-5 休克微循环衰竭期变化示意图

2. 微循环衰竭的影响　微循环衰竭使全身组织器官低灌流,导致重要器官功能障碍甚至衰竭。DIC 发生,继发性凝血因子耗竭,纤溶活性亢进,引发严重出血,使回心血量进一步减少,血压持续下降。严重出血和重要器官功能障碍甚至衰竭,对治疗造成极大困难。

3. 病理临床联系　此期患者血压进行性下降、采用升压药仍难以回升,脉搏细速、浅表静脉塌陷,并发 DIC 时可有出血、贫血,重要器官出现功能障碍甚至衰竭,可致死亡。

第四节　机体代谢和功能变化

一、机体的代谢变化

1. 物质代谢紊乱　由于微循环严重障碍,组织低灌流和细胞缺氧,有氧氧化障碍,蛋白质和酶合成减少,不能维持细胞正常结构和功能。脂肪分解增强,血液中游离脂肪酸增多。糖类无氧酵解增强,乳酸生成增多。

2. 水、电解质代谢紊乱　由于微循环严重障碍,组织缺氧,组织细胞有氧氧化障碍,ATP 生成减少,细胞膜上的钠泵转运障碍,导致细胞内 Na^+ 增多,而细胞外 K^+ 增多,引起细胞水肿和高钾血症。

3. 酸碱平衡紊乱　休克时由于组织缺血、缺氧,导致糖类无氧酵解增强,肝脏缺血、缺氧又不能利用乳酸,乳酸生成增多;此外,肾组织缺血、缺氧,泌尿功能障碍,排酸保碱功能降低,引起代谢性酸中毒。酸中毒可使微血管进一步扩张淤血,促进 DIC 的发生,加重高钾血症,抑制心肌收缩力,是休克恶化的重要因素。

二、机体的功能变化

1. 肾功能变化　肾脏是休克时最易损伤的器官,各类休克常伴发急性肾功能衰竭。主要临床表现有少尿、无尿、高钾血症、代谢性酸中毒及氮质血症等。早期由于血液的重新分配,肾血流量严重减少,肾小球滤过率减少和肾小管对钠和水的重吸收增强,导致少尿或无尿。此时的肾功能改变属于功能性急性肾衰竭,肾并没有器质性病变,若能及时恢复肾血液灌流量,肾功能可恢复;若休克持续,严重缺血和肾毒素的毒性作用可引起急性肾小管坏死而发生器质性肾衰竭。

2. 肺功能变化 休克早期由于创伤、出血、感染等刺激使呼吸中枢兴奋,呼吸加快,通气过度,可引起呼吸性碱中毒。随着休克的进展,可导致急性呼吸衰竭,称为休克肺,是休克死亡的主要原因之一,病理变化有肺淤血、水肿、出血、局限性肺不张、微血栓形成和栓塞、肺泡透明膜形成等。主要临床表现为进行性呼吸困难、进行性低氧血症、发绀、肺水肿和肺顺应性降低等。

3. 心功能变化 除心源性休克外,其他类型休克早期由于机体产生代偿作用,能够维持冠状动脉血流量和动脉血压,心功能变化不明显。但随着休克的发展,多种有害因素作用于心脏,使心脏冠脉血流量减少,加之血压进行性降低,从而心肌缺血、缺氧,发生变性、坏死,导致心功能障碍,甚至发生心力衰竭。

4. 脑功能变化 休克早期,由于机体内血液代偿性重新分布,可保证脑的血液供应,因而患者意识清楚,脑功能改变不明显。随着休克的发展,血压进行性下降可引起脑供血不足;DIC 的形成,使脑内微循环障碍。脑组织严重缺血、缺氧和酸中毒,导致脑血管通透性增加,引起脑水肿和颅内压升高,严重者形成脑疝。大脑皮质严重缺血、缺氧,脑细胞变性、坏死,病人由兴奋转为抑制,表现为神志淡漠、意识模糊甚至昏迷。

5. 肝功能变化 休克时由于肝血流量减少、肝内微循环障碍和形成 DIC,导致肝细胞缺血、缺氧,肝代谢功能障碍,对毒素的清除功能下降,使肠道吸收入肝的有害物质不能充分解毒而引起机体中毒。

6. 胃肠道功能变化 休克患者胃肠道的变化主要有胃黏膜损害、肠缺血和应激性溃疡。

本章小结

休克是指各种强烈致病因素引起机体有效循环血量急剧下降,使组织器官微循环血液灌流量严重不足,导致重要器官功能、代谢发生严重障碍的全身性病理过程。

引起休克的原因主要有失血和失液、烧伤、感染、创伤、过敏、心脏病变和神经源性因素等。

目前认为休克发生最主要的机制是微循环障碍。休克发展过程分为三期:微循环缺血期、微循环淤血期及微循环衰竭期。

休克可导致物质代谢,水、电解质代谢和酸碱平衡的紊乱,常引起肾、肺、心、脑、肝、胃肠道等多器官功能障碍甚至衰竭。

休克发生、发展急骤,进展迅速,如不及时救治可危及生命。

(林 玲)

目标测试

一、名词解释

休克　休克肺

二、填空题

1. 休克的常见原因有_____、_____、_____、_____、_____、_____、_____等。

2. 休克发生的始动环节有_____、_____、_____。

3. 休克发生的主要机制是_____,分为_____、_____、_____三期。

三、思考题

1. 简述休克过程中三个时期微循环的灌流特点。

2. 休克过程中肾功能主要有哪些变化?

附　录

实　训　指　导

实训一　细胞和组织的适应、损伤与修复

【实训目的与要求】

学会辨识萎缩、增生、脂肪变性、各种类型坏死的大体标本;学会观察脂肪变性、玻璃样变性和肉芽组织镜下的病变特点。

【实训学时】　1学时。

【实训内容】

(一)大体标本观察

1. 肾萎缩(肾盂积水)　肾体积增大,切面见肾盂、肾盏有不同程度的扩张,肾皮质萎缩变薄,皮、髓质分界不清。

2. 肾水肿　肾体积略增大,浑浊无光泽,包膜紧张,切面边缘外翻,肾皮质增厚。

3. 肝脂肪变性　肝体积稍增大,边缘变钝,包膜紧张,淡黄色,新鲜标本切面有油腻感。

4. 脾凝固性坏死　脾切面可见灰白色坏死区,致密干燥,呈楔形,尖端指向脾门,边界清楚,周围有一圈黑褐色充血出血带。

5. 脑液化性坏死(脑脓肿)　脑组织内有脓肿形成,脓肿腔内充满黄绿色脓液,切开时部分脓液流出。

6. 肾干酪样坏死　由结核杆菌感染引起,坏死组织呈黄白色,无光泽,质细腻,易碎,状似奶酪,故称干酪样坏死。坏死组织液化经输尿管排出,形成空洞。

7. 足干性坏疽　坏死部位呈黑褐色,质地较硬,干燥皱缩,与周围健康组织分界清楚。

8. 坏疽性阑尾炎　阑尾肿胀增粗,呈污秽黑色,浆膜面有渗出物附着,组织结构分界不清。

(二)病理切片观察

1. 肝脂肪变性　肝细胞质内可见大小不等的圆形空泡(脂滴在制片过程中被有机溶剂溶解脱失,故成空泡),边界清楚,空泡较大时,核被挤在一侧。肝血窦明显受压而变狭窄。

2. 脾中央动脉玻璃样变性　脾小体中央动脉内膜及壁内可见均匀红染无结构的物质,致动脉管壁增厚,管腔狭窄。

3. 肉芽组织　可见大量毛细血管与创面垂直生长,毛细血管周围有许多新生的成纤维细胞及炎症细胞,细胞排列疏松。深部肉芽组织排列紧密,炎症细胞和毛细血管数量减少,胶原纤维增多。

（三）病例讨论

患者,男,73 岁,患高血压病 27 年,半年前开始出现双下肢发凉、发麻,走路时常出现阵发性疼痛,休息后缓解。近 1 个月患者右足剧痛,感觉渐消失,足趾渐发黑,左下肢逐渐变细。3 天前患者生气后,突然昏迷、失语、右半身瘫,渐出现抽泣样呼吸。今晨 4 时 25 分患者呼吸、心搏停止。

尸检所见:心脏明显增大,左心室明显增厚,心腔扩张。主动脉、下肢动脉及冠状动脉等内膜不光滑,有散在大小不等的黄白色斑块。右胫前动脉及足背动脉管壁不规则增厚,有多处管腔阻塞。左股动脉及胫前动脉有不规则黄白色斑块。右足趾变黑、坏死。左下肢肌肉萎缩明显变细。左大脑内囊有大片状出血。

讨论题:1. 患者右足发黑坏死的原因是什么?

2. 患者左下肢萎缩的原因是什么?

（四）实训作业

1. 本次实训你观察了哪几个大体标本? 请描述这几个大体标本的主要病变特点。

2. 请描述肝脂肪变性、脾中央动脉玻璃样变性、肉芽组织的镜下病变特点。

（王　岩）

实训二　局部血液循环障碍

【实训目的与要求】

学会辨识器官淤血、出血、血栓形成、各种类型梗死的大体标本;学会观察器官淤血和混合血栓镜下的病变特点。

【实训学时】 1 学时。

【实训内容】

（一）大体标本观察

1. 肺淤血　肺体积增大,重量增加,颜色暗红,质地较实,切面有泡沫样液体流出。长期慢性肺淤血肺呈褐色硬化改变。

2. 慢性肝淤血　肝体积增大,包膜紧张,表面和切面呈红黄相间状似槟榔切面的条纹,暗红色是淤血区,黄色是脂肪变性区。

3. 脑出血　在脑组织的剖面上可见暗红色的出血块,并流进脑室,压迫脑组织。

4. 胃黏膜点状出血　胃黏膜可见多数暗红色出血点和出血斑。

5. 静脉混合血栓　剪开静脉管腔内见圆柱形、暗红色和灰白色相间、粗糙干燥的固体物。

6. 脾贫血性梗死　切面梗死区呈三角形,尖端指向脾门,底部靠近脾被膜,灰白色、干燥、边界清楚,周围有充血、出血带。

7. 肺出血性梗死　梗死区呈暗红色、三角形,尖端指向肺门,底部靠近胸膜且有纤维素粘连。

8. 肠出血性梗死　肠管呈节段形坏死,梗死的肠壁肿胀、颜色暗红。

（二）病理切片观察

1. 慢性肺淤血　肺泡壁毛细血管和小静脉扩张淤血,部分肺泡腔内有粉红色水肿液,高倍镜下,肺泡腔内可见红细胞、棕黄色含铁血黄素颗粒的心力衰竭细胞。

2. 慢性肝淤血　肝小叶中央静脉及其周围肝血窦扩张,充满红细胞,部分小叶中央静脉肝细胞萎缩甚至消失,小叶周边肝细胞内出现大小不等的圆形空泡(为脂肪变性的肝细胞,HE 染色)。

3. 混合血栓　血栓为深红色和淡红色相互层叠相间,深红色为血液凝固的红细胞堆积而成,淡红色为血小板梁,粗细不等,小梁边缘可见黏附的白细胞,小梁间有纤维素网,网眼内充满大量红细胞。

(三)病例讨论

患者,男性,45 岁,因建筑物倒塌致右股骨骨折,并有下肢出血,经住院治疗 1 个月后,晨起洗漱时突然出现呼吸困难、面色发绀并晕倒,经抢救无效死亡。

尸体解剖检查阳性所见:

1. 右股骨骨折愈合期。

2. 剖开肺动脉主干及分支,见一长约 10cm 的血栓骑跨于两侧分支。

讨论题:1. 患者的死亡原因是什么?

　　　　2. 用所学过的知识试分析、解释其原因。

(四)实训作业

1. 绘制肺淤血的镜下简图。

2. 绘制肝淤血的镜下简图。

(纪　萍)

实训三　炎　　症

【实训目的与要求】

学会辨识纤维蛋白性炎、化脓性炎、变质性炎和炎性息肉的大体标本;学会观察各类炎细胞、化脓性炎和炎性息肉镜下的病变特点。

【实训学时】　1 学时。

【实训内容】

(一)大体标本观察

1. 纤维蛋白性心包炎(绒毛心)　心包壁层已被剪去,心外膜(脏层)表面粗糙,覆以一层灰黄色渗出物,呈破絮状或条索状,或呈绒毛状。

2. 假膜性炎(白喉或细菌性痢疾)　①白喉:咽喉部、气管及支气管表面有灰白色或灰黄色膜状渗出物,即假膜。②细菌性痢疾:结肠黏膜表面有一层灰黄色的假膜被覆,呈糠皮样。假膜有小片脱落,形成多数浅表性溃疡。肠壁因充血水肿而增厚。

3. 急性化脓性阑尾炎　阑尾肿胀、增粗,表面血管扩张、充血。切面见阑尾管壁增厚,腔内含有脓液。

4. 脓肿(脑脓肿)　脑切面见一脓腔,腔内脓液已大部分流出,在脓肿壁尚附有少许脓性物质,脓肿壁边界清楚。

5. 急性重型肝炎　肝体积明显缩小,尤以左叶明显,包膜皱缩,切面呈黄色或红褐色,有些区域呈红黄相间的斑纹状。

6. 炎性息肉(子宫颈息肉)　子宫颈外口突出,下垂一个带蒂的结节状肿物,蒂与宫颈内口相连,直径约 1cm,呈红色。

(二)病理切片观察

1. 急性蜂窝织炎性阑尾炎　为阑尾的横切面。各层均有充血、水肿,并有大量中性粒细胞浸润。黏膜部分坏死脱落,阑尾腔内有大量脓细胞、纤维蛋白和坏死的黏膜上皮。浆膜面附有少量纤维蛋白及脓细胞。

2. 炎性息肉　宫颈息肉组织切片,息肉表面有被覆上皮细胞覆盖,间质较疏松,毛细血管增生、扩张和充血,腺体增生,有较多淋巴细胞和浆细胞浸润,以及少量中性和嗜酸性粒细胞浸润。

(三)病例讨论

患者,男,20岁,饱餐后不久上腹部突发性疼痛,随后很快转移至右下腹,伴恶心、呕吐及发热。体检:右下腹有明显压痛及反跳痛。血液检查白细胞计数 $15×10^9$/L,分类:中性粒细胞 96%。临床诊断:急性阑尾炎,手术切除阑尾。病理大体检查:可见阑尾肿大,色暗红,浆膜面血管扩张充血及灰黄色片状或丝状渗出物被覆。在靠近阑尾根部处可见一个绿豆大穿孔。病理切片检查:阑尾壁各层均有大量中性粒细胞浸润,血管扩张充血。

讨论题:1. 患者阑尾病变的病理学诊断是什么?

2. 分析病变阑尾病理切片的镜下观察结果。

3. 解释患者出现的临床表现和血液白细胞化验结果。

(四)实训作业

绘制化脓性阑尾炎的镜下简图。

(刘巧玲)

实训四　肿　瘤

【实训目的与要求】

学会辨识良性肿瘤和恶性肿瘤大体标本;学会观察鳞状细胞癌和腺癌镜下的病变特点。

【实训学时】　1学时。

【实训内容】

(一)大体标本观察

1. 脂肪瘤　黄色脂肪样分叶状肿块,质软,有包膜。

2. 子宫平滑肌瘤　多个大小不一球形肿块,质较硬,切面呈编织状,有包膜,灰白色,与子宫肌肉分界清楚。

3. 纤维瘤　肿瘤呈球形,有包膜,质硬,切面呈编织状,灰白色,近似正常纤维组织。

4. 乳腺癌　乳头下陷,乳头周围皮肤呈橘皮样外观,肿块呈单发性,灰白色,与周围组织及皮肤粘连。

5. 原发性肝癌　肝右叶见一个巨大肿块,质较硬,切面灰白,与周围分界不清,肿块周围有数个散在灰白色小结节。

6. 转移性肺癌　多个癌结节散在分布在肺表面,灰白色,大小较一致,无包膜。

7. 食管癌　癌肿突入食管腔,表面坏死、溃疡形成,切面灰白色,浸润性生长。

8. 卵巢畸胎瘤　肿瘤体积较大,直径多在15cm以上,表面光滑,呈圆形、囊性,切面多为单房,囊内含有脂肪、毛发、牙齿等组织。

（二）病理切片观察

1. 鳞状细胞癌　癌细胞呈大小不等的团块状和条索状,癌巢中央有同心圆状的角化珠,癌细胞大小不等、形态多样、核大深染,可见病理性核分裂,间质较少。

2. 腺癌　癌细胞排列成大小不等、形状不一、不规则腺管状结构,腺管有"共壁"和"背靠背"现象,癌细胞层次多,核大深染,核膜厚,可见病理性核分裂。

（三）病例讨论

患者,男,68岁。主诉:咳嗽、胸痛2个月,痰中带血1周入院。患者2个月前开始,因"感冒"咳嗽、胸痛,自服感冒药,效果不佳,咳嗽时好时坏,1周前咳嗽时发现痰中带血。自述有吸烟史50余年。

检查:一般情况好,X线胸片显示右肺近肺门处有一3cm×3cm密度增高阴影。

讨论题:1. 患者有可能是什么病? 如要确诊还需作什么检查?
　　　　2. 需要和哪些疾病相鉴别?

（四）实训作业

1. 描述乳腺癌的大体形态。
2. 绘制鳞癌、腺癌的镜下简图(选择其一)。

（樊　欣）

实训五　心血管系统常见疾病

【实训目的与要求】

学会辨识动脉粥样硬化、心肌梗死、高血压性心脏病、高血压性肾病、风湿性心内膜炎的大体标本;学会观察动脉粥样硬化、原发性固缩肾和风湿性心肌炎镜下的病变特点。

【实训学时】　1学时。

【实训内容】

（一）大体标本观察

1. 主动脉粥样硬化　主动脉内膜凹凸不平,可见许多黄白色斑点条纹、蜡滴样纤维斑块、粥样斑块凸起、大小形状不规则,尤以动脉分支开口处明显,部分斑块表面破溃,有溃疡形成。

2. 冠状动脉粥样硬化　心冠状动脉壁不均匀增厚、僵硬。横切面可见灰黄色斑块向腔内突起,管腔呈明显偏心性狭窄。

3. 心肌梗死　在左心室壁可见灰白色坏死病灶,形状不规则,边界清晰。

4. 高血压性心脏病　心脏体积增大,重量增加,左心室壁明显肥厚,乳头肌增粗,瓣膜透明无病变。

5. 高血压性肾病(原发性颗粒性固缩肾)　肾体积变小,重量减轻,质地变硬,表面轻微凹凸不平,呈颗粒状。切面皮质变薄,皮、髓质交界不清。

6. 风湿性心内膜炎　心脏二尖瓣闭锁缘上,可见一排粟粒大小灰白色赘生物(白色血栓),呈串珠状排列,与瓣膜紧密粘连。

（二）病理切片观察

1. 动脉粥样硬化 低倍镜下分清动脉壁的内、中、外膜三层结构。病变主要在内膜,病变处表面为胶原纤维增生并发生玻璃样变,深部为粥样坏死病灶,呈红染颗粒状,其中可见大量针形、菱形或不规则的裂隙,即为胆固醇结晶。在粥样病灶附近可见泡沫细胞。

2. 原发性肾固缩 低倍镜:肾皮质内大部分肾小球萎缩、纤维化或玻璃样变,所属肾小管萎缩或消失。部分残存肾小球代偿性肥大,所属肾小管代偿性扩张,部分管腔可见蛋白管型。高倍镜:病变区的入球动脉管壁增厚,呈均质伊红色(玻璃样变),管腔变小。弓状动脉及小叶间动脉内膜增厚,纤维组织增生而呈洋葱皮样外观,管腔亦变窄。间质纤维组织增生,有少量淋巴细胞浸润。

3. 风湿性心肌炎 低倍镜下:在心肌间质内可见散在分布的风湿性肉芽肿,多位于血管周围。高倍镜下:风湿性肉芽肿主要由增生的风湿细胞构成。该细胞的特点是细胞较大,胞浆丰富,嗜碱性染色,单核或多核,核大、呈卵圆形或椭圆形、空泡状,染色质多浓集在中央,纵切面上呈毛虫样,横切面呈枭眼状。风湿性肉芽肿中可见少量淋巴细胞和单核细胞浸润,有时在中央可见纤维素样坏死。心肌细胞水肿,横纹不清。

（三）病例讨论

患者,男性,60岁,患高血压病已20多年,常常头晕、头疼,血压波动在(190~220)/(98~106)mmHg。医生除了给他积极治疗外,还要他适当休息,但他仍然坚持工作。近两年来,患者每于劳累后就出现心悸、气促,不能平卧,咳嗽吐粉红色的痰,夜间睡眠中常因呼吸困难而突然惊醒,有时在劳动或饱食后出现胸骨后疼痛,但数分钟后缓解。近半年来患者感觉右下肢发麻,走动时跛行,休息后好转。以上症状逐渐加重,患者前几天右脚剧疼,足背动脉搏动消失,皮肤逐渐变黑,不能活动。患者入院后立即进行右下肢截肢术。昨天中餐后患者突然发生心前区剧痛,焦虑不安,血压下降,面色苍白,皮肤湿冷,脉细,最后因抢救无效而死亡。

讨论题:1. 考虑患者是什么病?如何解释其临床表现?

2. 患者心、肺、肾、主动脉、脾、右足等有何病变?

3. 引起患者心、肺、肾、主动脉、脾、右足的病变原因是什么?

4. 患者的死亡原因是什么?

（四）实训作业

绘制动脉粥样硬化、风湿性心肌炎的镜下简图(选择其一)。

（林 融）

实训六 呼吸系统常见疾病

【实训目的与要求】

学会辨识大叶性肺炎、小叶性肺炎、肺气肿和不同类型肺结核病的大体标本;学会观察大叶性肺炎、小叶性肺炎和肺气肿镜下的病变特点。

【实训学时】 1学时。

【实训内容】

（一）大体标本观察

1. 大叶性肺炎(灰色肝样变期) 肺叶肿胀、灰白色,质实如肝。

2. 小叶性肺炎　两肺散在分布大小不等、形状不规则、暗红色或灰黄色实变病灶,两肺下叶及背侧多见。严重者,病灶互相融合成片,甚至累及全叶,形成融合性小叶性肺炎。

3. 肺气肿　病变部位肺体积显著增大,边缘钝圆,灰白色,质地柔软,弹性降低,表面可见肋骨压痕,切面呈明显的海绵状。

4. 干酪性肺炎　肺叶肿大实变,切面黄色干酪样,可见坏死物液化排出后形成的急性空洞。

5. 肺结核球　可见孤立的有纤维包裹的境界分明的球形干酪样坏死灶,直径 2~5cm。多为单个,常位于肺上叶。

(二) 病理切片观察

1. 大叶性肺炎(灰色肝样变期)　肺泡壁毛细血管受压缺血,肺泡腔内充满大量纤维素及中性粒细胞。

2. 小叶性肺炎　病灶以细支气管为中心,并累及其周围所属肺泡。病灶内的细支气管壁及其所属肺泡充血水肿,腔内充满大量以中性粒细胞为主的炎性渗出物。细支气管黏膜上皮及肺泡壁常有破坏。病灶周围肺组织呈不同程度的代偿性肺气肿和肺不张。

3. 肺气肿　肺泡高度扩张,肺泡间隔变窄,肺泡壁毛细血管受压,数目减少,部分肺泡壁发生断裂,相邻的肺泡互相融合成大小不等的囊腔。

(三) 病例讨论

患者,男性,29 岁。酗酒后遭雨淋,第 2 天寒战、高热,继而出现胸痛、咳嗽、咳铁锈色痰,急诊入院,被诊断为"大叶性肺炎"。抗生素治疗明显缓解,入院 1 周后自感无症状出院,半年后体检,发现左肺下叶有一大小约 3cm×2cm 的"肿块"。

讨论题:1. 患者酗酒、淋雨与患大叶性肺炎之间的关系如何?

　　　　2. 体检时发现的左肺下叶"肿块"可能是什么?

(四) 实训作业

1. 绘制大叶性肺炎灰色肝样变期的镜下简图。

2. 绘制肺气肿的镜下简图。

(陶晓燕)

实训七　消化系统常见疾病

【实训目的与要求】

学会辨识胃溃疡、病毒性肝炎、门脉性肝硬化、细菌性痢疾的大体标本;学会观察胃溃疡、门脉性肝硬化和细菌性痢疾镜下的病变特点。

【实训学时】　1学时。

【实训内容】

(一) 大体标本观察

1. 胃溃疡　胃小弯近幽门处有一圆形或椭圆形溃疡,直径约 2cm,边缘整齐,周边黏膜皱襞呈放射状,溃疡底部平坦。

2. 急性重型肝炎　肝体积缩小,包膜皱缩,肝边缘变薄。切面呈土黄色或红褐色。

3. 门脉性肝硬化　肝体积缩小,质地变硬,表面有小结节状隆起,大小均匀,直径 0.1~0.5cm;切面弥漫性分布大小近似的黄褐色结节,结节间为灰白色较窄的纤维间隔。

4. 细菌性痢疾　大肠黏膜表面有一层灰黄色、糠皮样假膜附着,黏膜表面有许多大小不一、形状不规则的浅表溃疡(假膜脱落所致),肠壁增厚。

(二) 病理切片观察

1. 胃溃疡　低倍镜观察:溃疡由内向外分为四层,渗出层(渗出的纤维素和白细胞)、坏死层(薄层红染的坏死带)、肉芽组织层(新生的毛细血管和成纤维细胞)及瘢痕层(纤维组织增生、玻璃样变,可见血管内膜炎引起的小血管壁增厚)。

2. 门脉性肝硬化　低倍镜观察:正常肝小叶结构破坏,有纤维包绕的假小叶形成。假小叶内肝细胞索排列紊乱,中央静脉偏位、缺如或出现两个中央静脉,个别假小叶内可见被包入的门管区。高倍镜观察:假小叶内可见脂肪变性或坏死的肝细胞;增生的肝细胞体积大,核大、深染,可有双核。纤维结缔组织中有淋巴细胞浸润及小胆管增生。

3. 细菌性痢疾　低倍镜观察:黏膜充血、水肿、大量中性粒细胞及巨噬细胞浸润,黏膜表浅坏死,并与渗出的大量纤维蛋白、炎症细胞、红细胞和细菌构成假膜覆盖黏膜表面,假膜下组织充血、水肿和大量中性粒细胞浸润。

(三) 病例讨论

患者,男,37 岁,以"规律性上腹痛 2 年,加重 1 周"为主诉入院。查体:上腹部剑突下偏左有压痛。胃镜检查提示"胃窦部溃疡"。

讨论题:1. 患者胃窦部溃疡大体观察有什么特征?

　　　　2. 镜下观察有什么特征?

(四) 实训作业

绘出胃溃疡、门脉性肝硬化的镜下简图。

(刘起颖)

实训八　泌尿系统常见疾病

【实训目的与要求】

学会辨识不同类型肾小球肾炎和急、慢性肾盂肾炎的大体标本;学会观察不同类型肾小球肾炎镜下的病变特点。

【实训学时】　1 学时。

【实训内容】

(一) 大体标本的观察

1. 急性弥漫增生性肾小球肾炎　双侧肾脏轻到中度肿大,被膜紧张,表面光滑。因充血而色较红,故称大红肾;有的肾脏表面有散在粟粒大小的出血点,故有"蚤咬肾"之称;切面见肾皮质增厚。

2. 慢性肾小球肾炎　双肾体积缩小,重量减轻,颜色苍白,表面呈弥漫性细颗粒状,质地变硬,称为继发性颗粒性固缩肾。切面肾皮质变薄,皮、髓质界限不清。肾盂周围脂肪增多。

3. 急进性肾小球肾炎 双侧肾体积增大,颜色苍白,表面可有点状出血,切面见肾皮质增厚。

4. 急性肾盂肾炎 肾脏体积增大,表面充血,有散在、稍隆起的黄白色小脓肿,周围见紫红色充血带。病灶可弥漫分布,也可局限于某一区域。多个病灶可相互融合,形成大脓肿;肾脏切面肾髓质内见黄色条纹,并向皮质延伸。肾盂黏膜充血水肿,表面有脓性渗出物;严重时,肾盂内有脓液蓄积。

5. 慢性肾盂肾炎 一侧或双侧肾脏体积缩小,质地变硬。如病变为双侧性,则两侧改变不对称,肾表面高低不平,分布有大小不等、形状不规则的凹陷性瘢痕,多见于肾的上、下极;切面皮、髓质界限不清,肾乳头萎缩,肾盏和肾盂因瘢痕收缩而变形,肾盂黏膜粗糙。

(二) 病理切片观察

1. 急性弥漫增生性肾小球肾炎 ①肾小球:病变累及双肾的绝大多数肾小球,病变特点是弥漫性毛细血管内皮细胞和系膜细胞增生,故见病变肾小球体积增大,毛细血管管腔狭窄甚至闭塞,可见中性粒细胞和单核细胞浸润,病变严重处血管壁发生纤维素样坏死,局部出血,可伴血栓形成。②肾小管:肾小球缺血致相应的肾小管缺血,近曲小管上皮细胞变性,如细胞水肿、脂肪变性等,管腔内出现蛋白管型、红细胞或白细胞管型及颗粒管型。③肾间质:肾间质充血、水肿并有炎症细胞浸润。

2. 急进性肾小球肾炎 ①双侧肾大多数肾小球球囊内有新月体形成,新月体主要由增生的壁层上皮细胞和渗出的单核细胞构成,可有中性粒细胞和淋巴细胞浸润。②肾小管上皮细胞变性,因蛋白吸收导致细胞内发生玻璃样变,部分肾小管上皮细胞萎缩至消失。③肾间质水肿,炎症细胞浸润,后期发生纤维化。

3. 慢性肾小球肾炎 本型肾炎的病变特点是部分肾小球发生纤维化、玻璃样变和硬化,所属的肾小管萎缩消失。病变轻的肾单位出现代偿性改变,肾小球体积增大,肾小管扩张,腔内出现各种管型。间质纤维组织增生,伴有淋巴细胞和浆细胞浸润,纤维收缩使病变肾小球相互靠拢集中;间质内小动脉硬化,管壁增厚,管腔狭窄。

(三) 病例讨论

患儿,男,7岁,因眼睑水肿、尿少3天入院,1周前曾发生上呼吸道感染。体格检查:眼睑水肿,咽红,心肺(-),血压 126/91mmHg。实验室检查:尿常规示红细胞(++),尿蛋白(++),红细胞管型 0~3/HP,24h 尿量 350ml,尿素氮 11.4mmol/L,血肌酐 170μmol/L。B超检查:双肾对称性增大。

讨论题:1. 请作出诊断。

2. 描述患者肾脏的病理变化。

3. 根据病理变化解释患者出现的一系列临床表现。

(四) 实训作业

1. 描述急性弥漫增生性肾小球肾炎、慢性肾小球肾炎肉眼形态特点。

2. 绘制急性弥漫增生性肾小球肾炎、慢性肾小球肾炎的镜下简图。

(吕红霞)

参 考 文 献

[1] 李玉林 . 病理学 [M]. 8 版 . 北京：人民卫生出版社,2013.

[2] 张军荣,杨怀宝 . 病理学基础 [M]. 3 版 . 北京：人民卫生出版社,2015.

[3] 王建枝,殷莲华 . 病理生理学 [M]. 8 版 . 北京：人民卫生出版社,2013.

[4] 陈命家 . 病理学与病理生理学 [M]. 2 版 . 北京：人民卫生出版社,2014.

[5] 徐虹,王怡平 . 病理学基础及护理应用 [M]. 北京：人民卫生出版社,2013.

[6] 赵国胜,苑光军 . 病理学 [M]. 3 版 . 北京：人民卫生出版社,2014.

[7] 孙保存 . 病理学 [M]. 2 版 . 北京：北京大学医学出版社,2014.

[8] 汤其群 . 病理生理学 [M]. 上海：复旦大学出版社,2015.

[9] 贺平泽 . 病理学基础 [M]. 2 版 . 北京：科学出版社,2015.